Ich widme dieses Buch
allen Menschen, die mir täglich auf dieser Welt begegnen
und mir somit, jeder auf seine eigene Art,
wichtige Lehrer sind.

Schirner Verlag

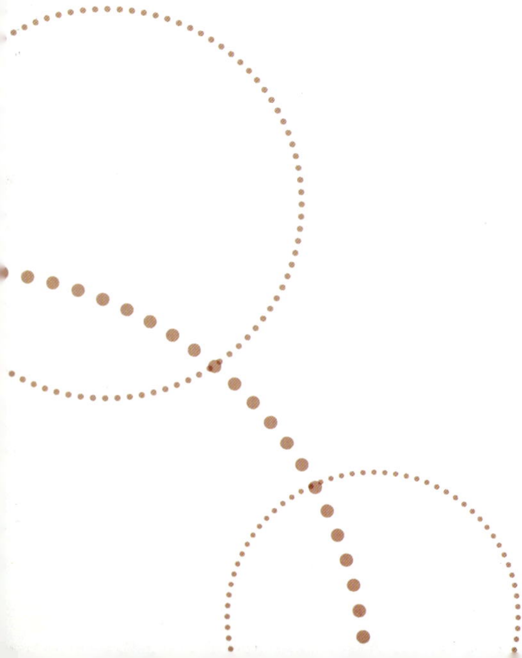

STEFANIE AREND

Hotelzimmer-Yoga

Improvisieren auf kleinstem Raum

Schirner Verlag

Haftungsausschluss

Die Übungen und Ratschläge in diesem Buch stellen keinen Ersatz für medizinische oder psychologische Behandlungen dar. Bei Krankheiten, körperlichen Beschwerden oder in der Schwangerschaft sollte im Vorfeld stets ein Arzt oder Heilpraktiker konsultiert werden. Für eventuelle Schäden können weder der Verlag noch die Autorin eine Haftung übernehmen.

ISBN 978-3-8434-5065-2

Stefanie Arend:
Hotelzimmer-Yoga
Improvisieren auf kleinstem Raum

Umschlag: Murat Karaçay und Aileen Roloff, Schirner, unter Verwendung einer Fotografie von Alicja Sionkowski
Fotografien: Alicja Sionkowski
Redaktion: Tamara Kuhn, Schirner
Satz: Aileen Roloff, Schirner
Printed by: ren medien, Filderstadt, Germany

www.schirner.com

2. Auflage Juli 2013

Inhalt

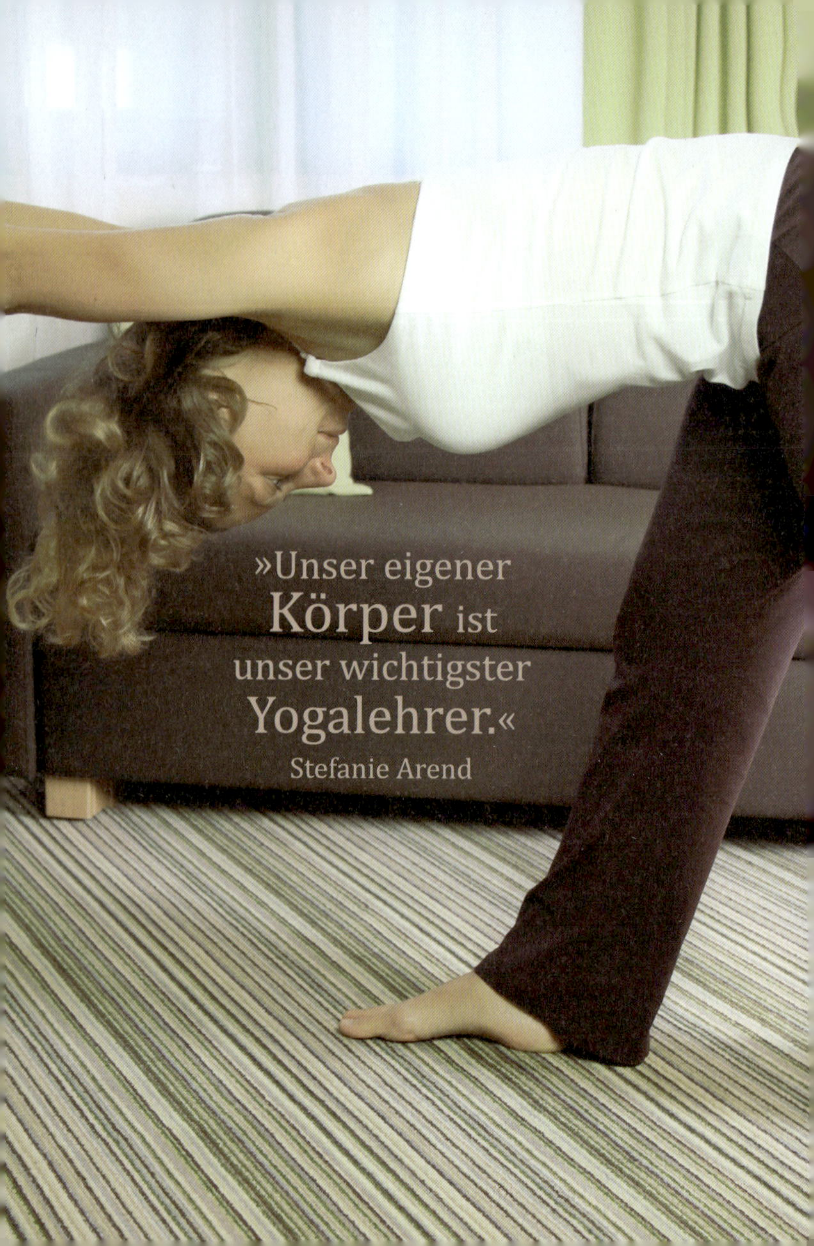
»Unser eigener
Körper ist
unser wichtigster
Yogalehrer.«
Stefanie Arend

Einführung

Die Idee, dieses Buch zu schreiben, kam mir während meines letzten Urlaubs. Das Hotelzimmer, in dem ich wohnte, war sehr schön und groß, aber auch ausgestattet mit sehr vielen Möbelstücken. Es gab ein großes Bett samt Nachttisch, eine Couch und einen Fernsehtisch, ein langes Sideboard, einen Schreibtisch, einen Stuhl und noch einige weitere Einrichtungsgegenstände.

Ziemlich schnell stellte ich mir die Frage: »Wo rolle ich denn hier meine Yogamatte aus?«

Bereits nach der ersten Nacht auf der für mich viel zu weichen Hotelmatratze sehnte ich mir Yogaübungen herbei, die meinem verspannten Nacken und meinem schmerzenden Rücken Erleichterung verschaffen würden. Ich ließ mir also ein paar Übungen einfallen, die es mir ermöglichten, meine tägliche Yogapraxis auch auf kleinstem Raum auszuführen.

Diese Möglichkeiten möchte ich in diesem Buch gerne weitergeben. Es soll eine kleine Hilfe dabei sein, beim Ausführen vielleicht schon bekannter und vertrauter Yogaübungen aus der alltäglichen Praxis zu improvisieren. Die Übungen können natürlich auch jederzeit zu Hause oder während einer kleinen Arbeitspause im

Büro ausgeführt werden – und einfach überall dort, wo das Raumangebot begrenzt ist.

Für diese Übungspraxis sind keine Yogamatten, Yogablöcke, Yogagurte oder Yogarollen notwendig. Als Hilfsmittel dienen Gegenstände, die wahrscheinlich in jedem Haushalt beziehungsweise Hotelzimmer zu finden sind, zum Beispiel eine Couch oder ein Stuhl, eine Türklinke, ein Türrahmen, Wände, ein Handtuchhalter oder der Gürtel eines Bademantels. Somit braucht man auch unterwegs nicht auf seine Yogaeinheiten zu verzichten und kann immer und überall loslegen.

Die Übungen sind leicht auszuführen und helfen dabei, den Körper wieder ins Lot zu bringen, oder einfach, nach einem erlebnisreichen Tag wieder in Kontakt mit sich selbst zu kommen. Dazu muss man gar nicht unbedingt ein anderthalbstündiges Übungsset durchführen, sondern kann auch zwischendurch für ein paar Minuten seinem Körper und sich selbst etwas Gutes tun.

Viel Freude beim Ausprobieren!

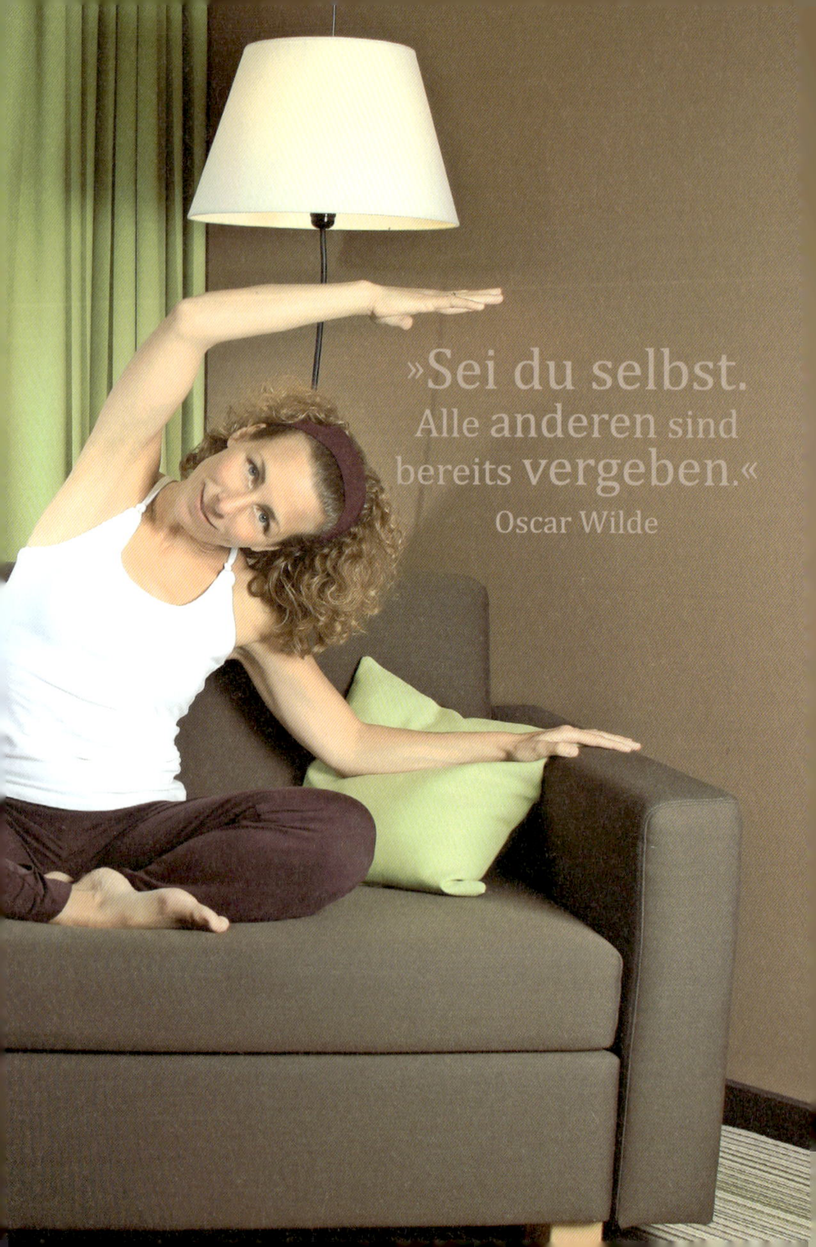
»Sei du selbst.
Alle anderen sind
bereits vergeben.«
Oscar Wilde

Übungen *für den* Körper

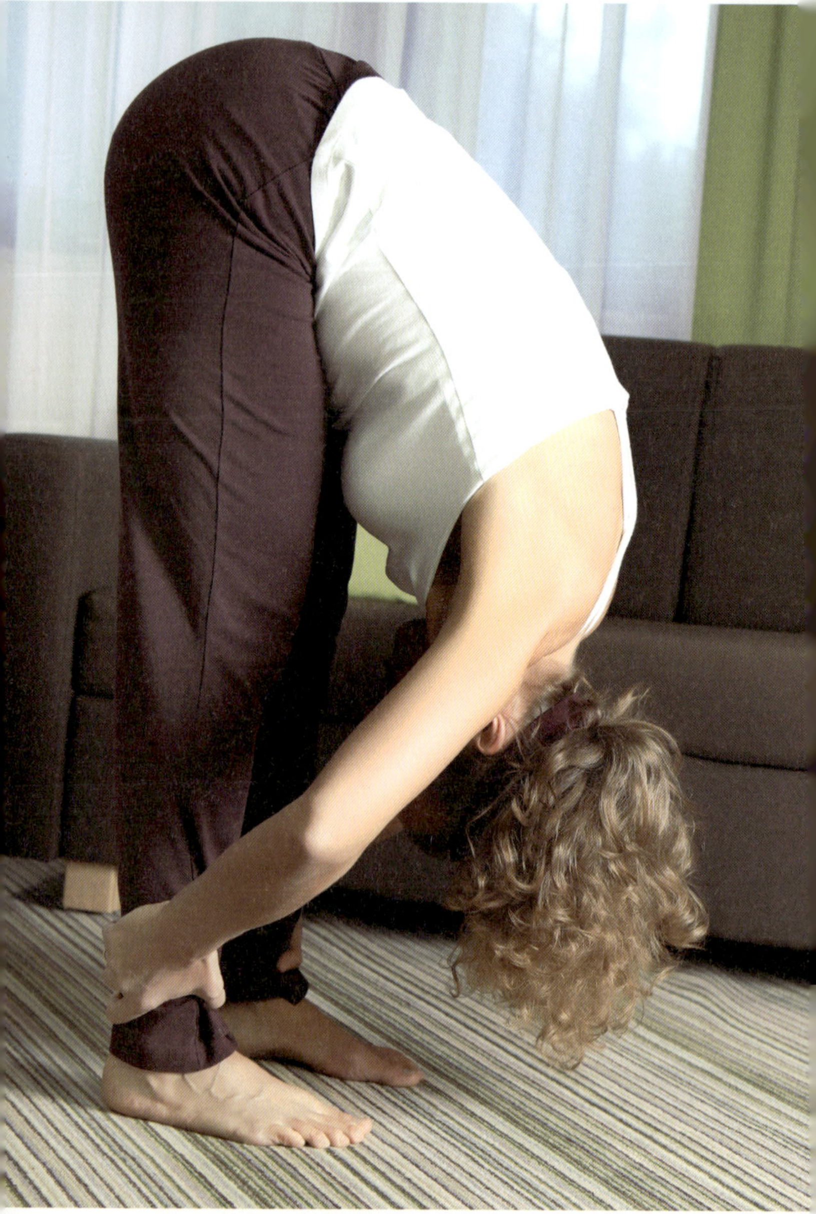

Auf kleinstem Raum ohne Hilfsmittel

Uttanasana *– stehende Vorwärtsbeuge*

Uttanasana ist eine wunderbare Übung, die nicht nur auf die Rückseiten der Beine, sondern auch ganz intensiv auf die Wirbelsäule und sehr entspannend auf den Nacken- und Schulterbereich wirkt.

Komme zunächst in einen hüftweit geöffneten Stand. Du kannst diese Position entweder aktiv oder passiv ausführen.

Wenn du sie aktiv, also mit Muskelkraft, ausführen möchtest, dann »verwurzele« dich über die Fußsohlen im Boden, fächere deine Zehen auseinander, ziehe die Kniescheiben hoch, und drehe die angespannten Oberschenkel leicht nach innen.

Mit aktiviertem Beckenboden hebe deine Arme nach oben, und strecke dich in die Länge. Komme kraftvoll und mit lang gestreckter Wirbelsäule in eine Vorbeuge.

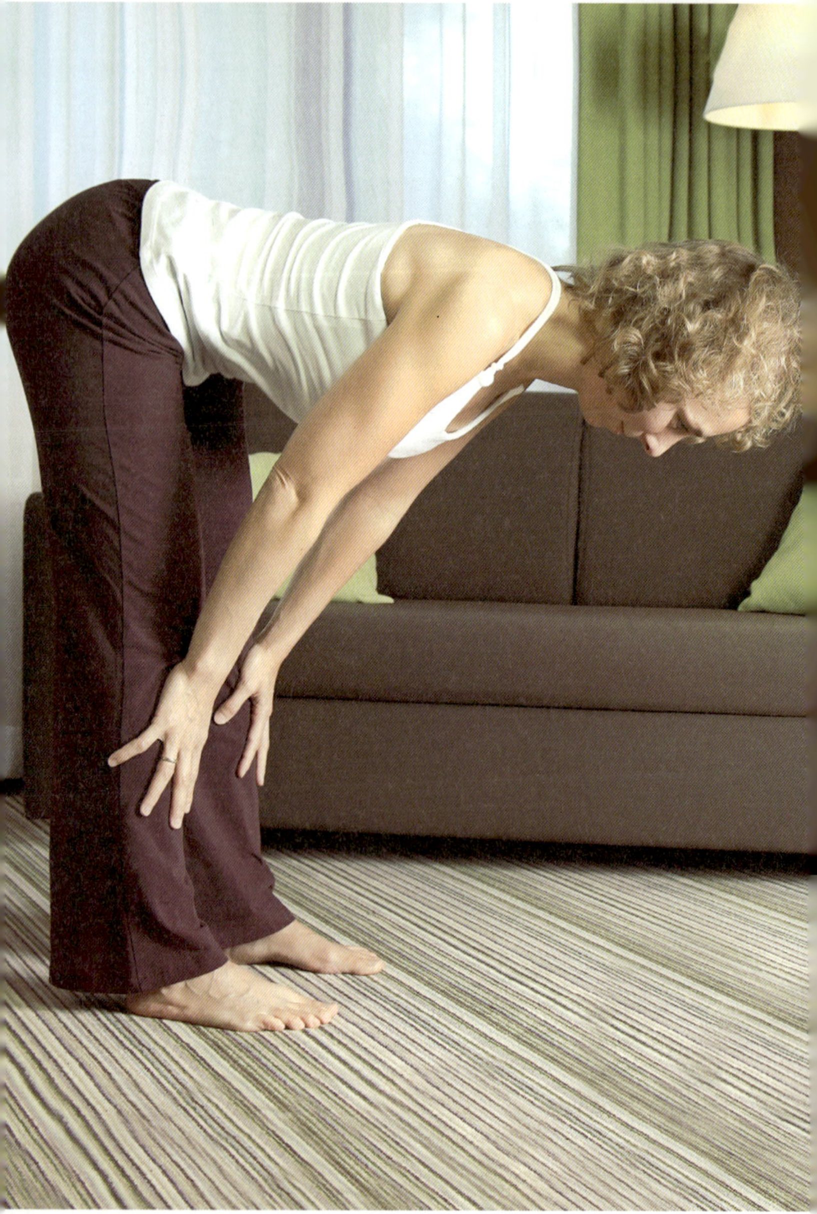

Wenn deine Finger oder deine Handflächen den Boden erreichen, dann lege sie dort ab. Du kannst auch die Beine leicht beugen. Alternativ kannst du deine Hände an den Schienbeinen oder an den Knöcheln platzieren.

Bleibe für 5–8 Atemzüge in dieser Position, und komme dann mit kraftvollem Rücken zurück nach oben.

Wenn du die Position passiv ausführen möchtest, also ohne Muskelkraft, dann erreichst du damit die tieferen Schichten. Dort haben häufig die Schmerzen ihren Ursprung, wenn wir nach einer Nacht auf einer zu weichen Matratze verspannt aufwachen.

Strecke für die passive Ausführung die Beine, spanne sie jedoch im Gegensatz zur aktiven Variante nicht bewusst an. Entspanne dich im Oberkörper, und lasse dich dann Wirbel für Wirbel nach unten rollen. Dabei kannst du gerne die Arme verschränken und dich einfach aushängen lassen.

Wenn du die Beine leicht beugst, bringst du mehr Dehnung in den Bereich der Lendenwirbelsäule. Du kannst hier auch sanfte kleine Schaukelbewegungen entstehen lassen, entweder von Seite zu Seite oder von vorne nach hinten.

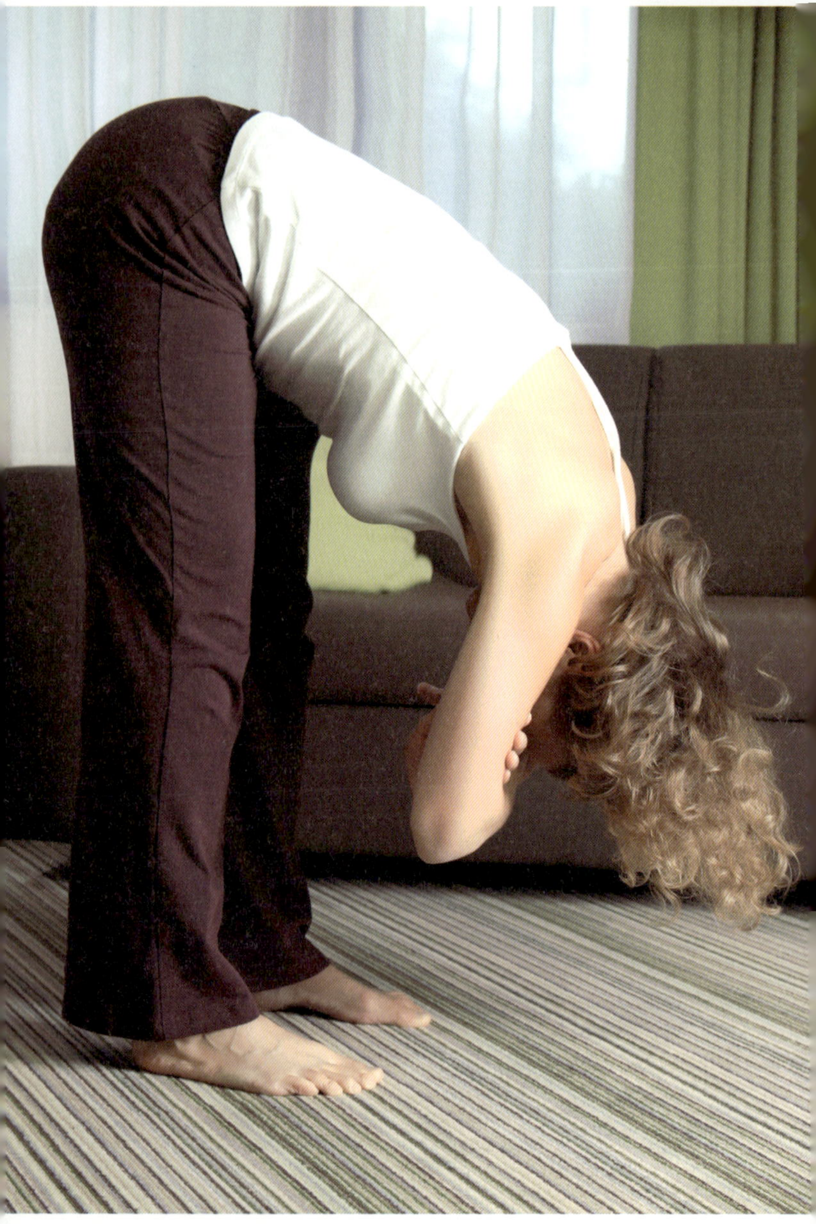

In dieser passiven Variante solltest du dich auf keinen Fall aktiv nachziehen, sondern einfach nur die Schwerkraft für dich arbeiten lassen. Wenn es dir guttut, kannst du mehrere Minuten lang in der Position verweilen.

Wenn dein Blutdruck erhöht ist, solltest du jedoch sehr vorsichtig an diese Variante herangehen oder sie einfach im Sitzen ausführen. Dazu kannst du dich zum Beispiel auf das Bett setzen und dir eventuell zusätzlich ein Kissen unter das Gesäß schieben. Dadurch kannst du dich im Becken besser nach vorne neigen.

Zum Lösen der Position rollst du dich sanft Wirbel für Wirbel wieder heraus und neutralisierst dich in einer flachen Rückenlage.

Variante zu **Uttanasana**

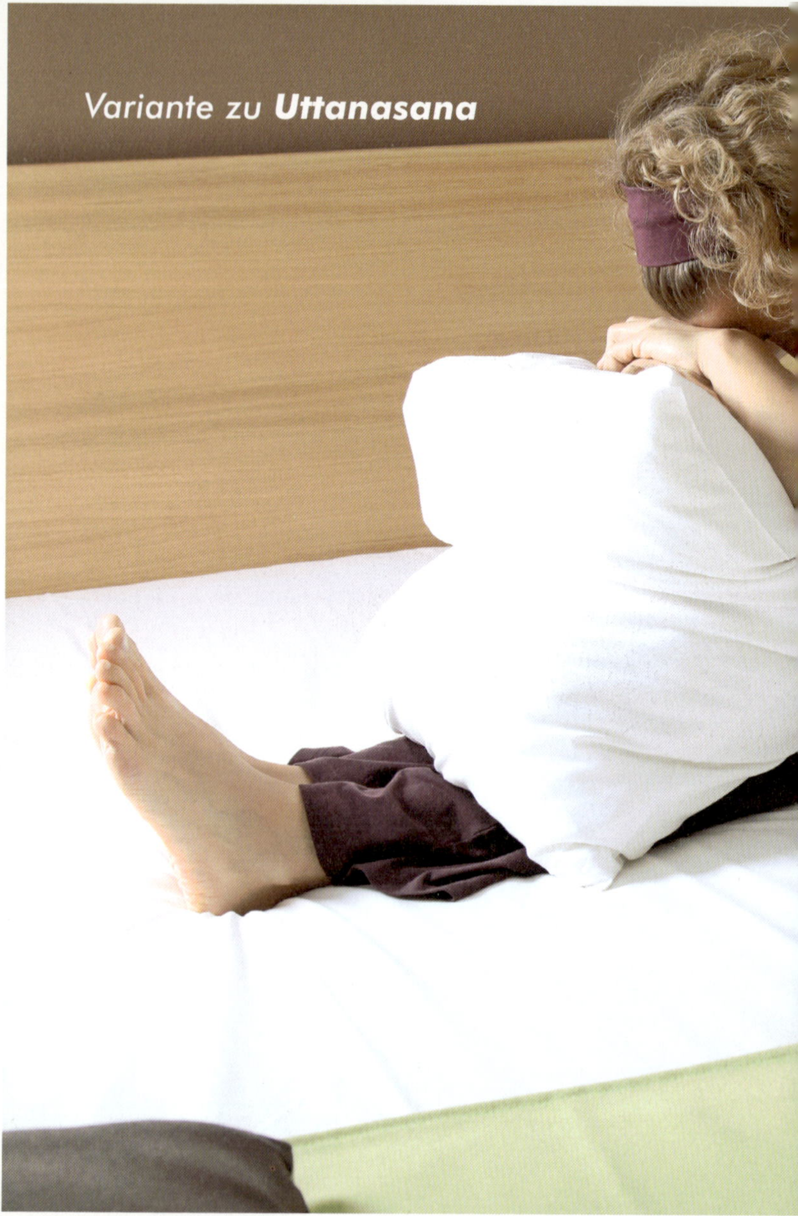

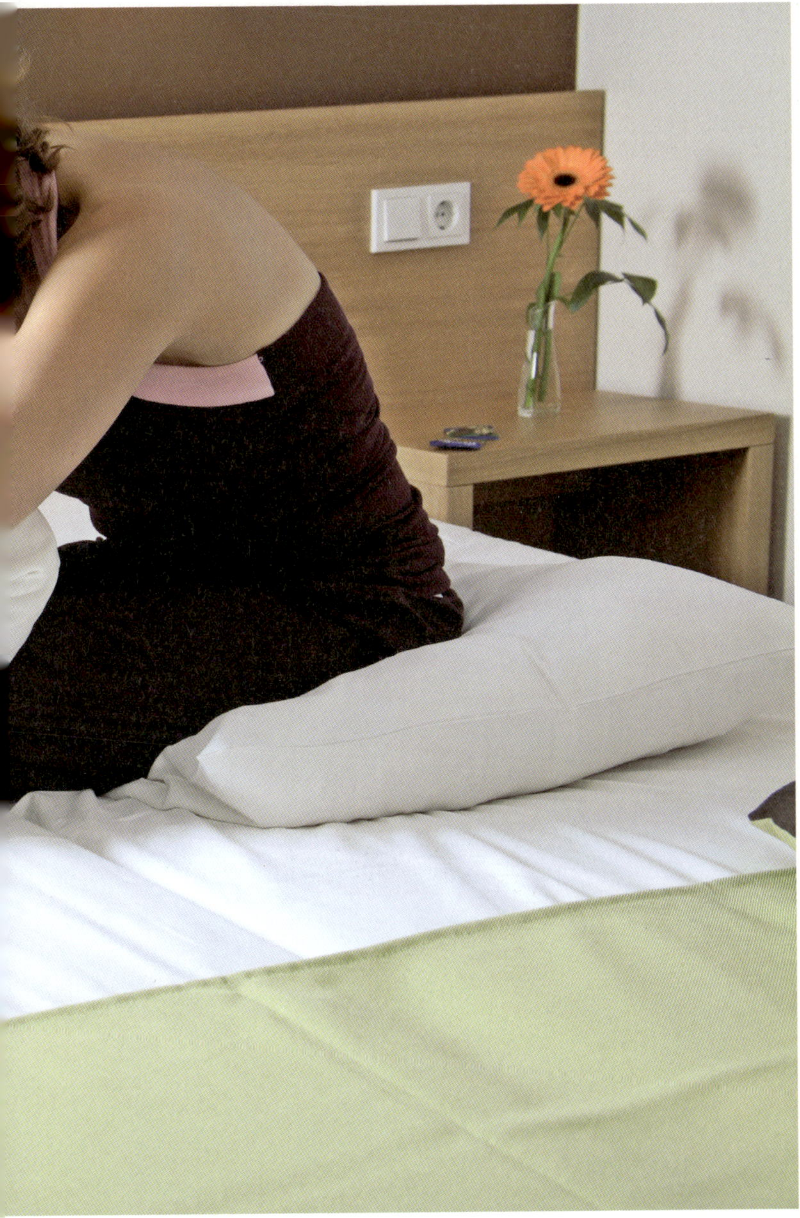

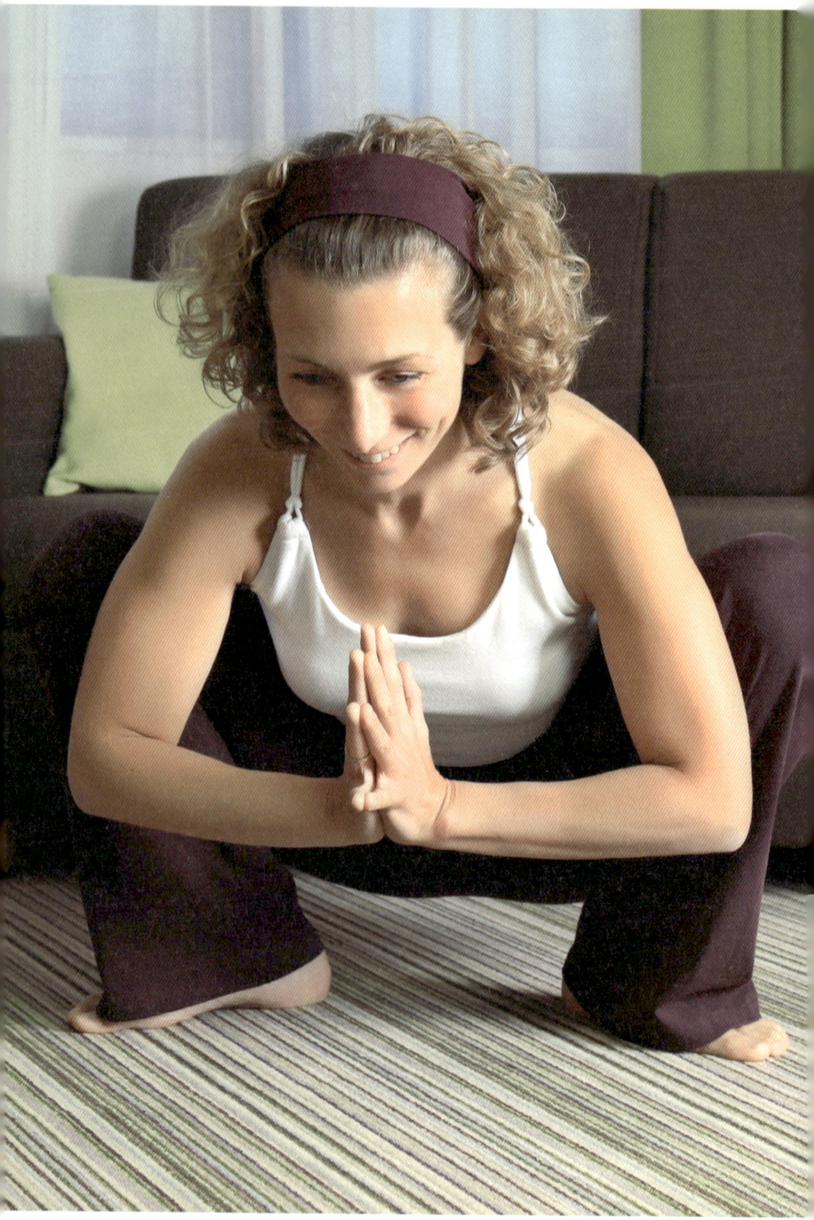

Malasana – *Hocke*

Die Hocke ist eine Position, die uns im Westen nicht sehr vertraut ist, obwohl sie doch so viele positive Wirkungen auf unseren Körper hat: auf die Fuß-, die Knie- und die Hüftgelenke, auf die Wirbelsäule und auf den Nacken. Außerdem hat sie einen anregenden Effekt auf unsere Bauchorgane, speziell hinsichtlich der Verdauung, was für viele Menschen auf Reisen wichtig ist.

Komme in die Hocke, und öffne die Beine so weit, dass dein Oberkörper zwischen die Beine passt. Deine Oberschenkel pressen dabei sanft gegen den Bauch.

Nimm deine Hände in die Gebetshaltung Anjali Mudra, und drücke die Arme leicht gegen deine Beine. Dadurch spürst du vielleicht, wie du dich im Bereich des unteren Rückens noch mehr herausstrecken kannst. Das ist fast so, als würdest du dir eine eigene »Streckbank« bauen.

Verweile so lange in der Position, wie du es gut aushalten kannst. Ich empfinde es als angenehm, im Anschluss für ein paar Atemzüge in die stehende Vorbeuge zu kommen, um die Beinrückseiten wieder zu strecken.

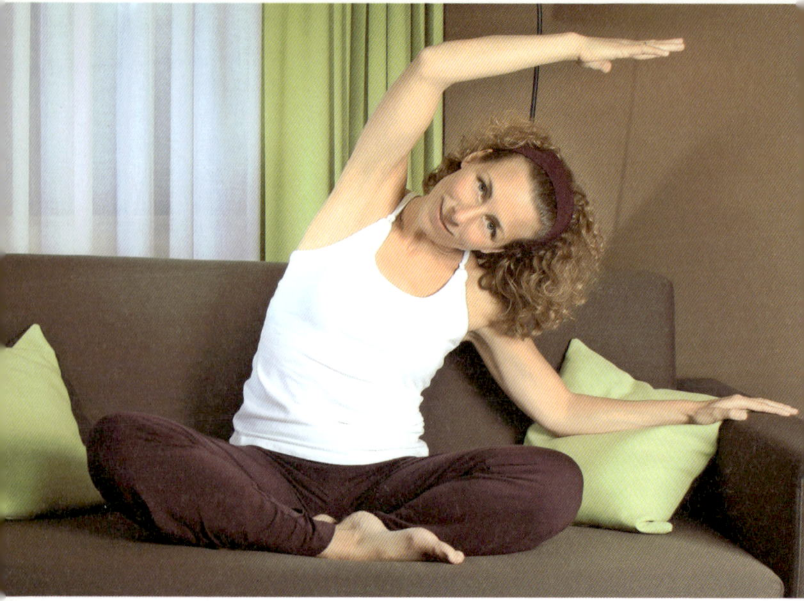

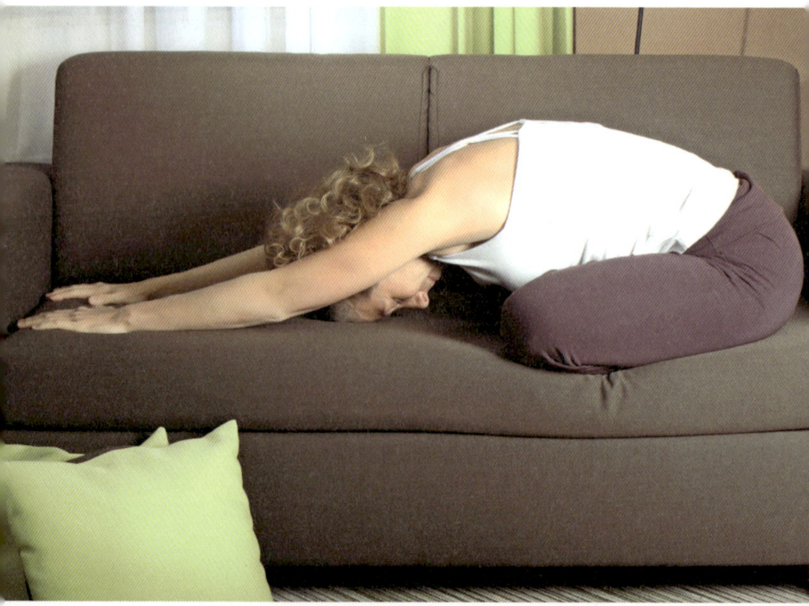

Sukhasana oder Sidhasana –
Schneidersitz oder halber Lotossitz

Der Schneidersitz ist eine ganz natürliche Haltung, zu der wir aufgrund unserer heutigen Sitzmöbel häufig den Bezug verloren haben. Dabei ist diese einfache Übung sehr wichtig, um die Fuß-, die Knie- und die Hüftgelenke zu dehnen und den Rücken ganz nebenbei zu stärken.

Ich arbeite sehr viel im Schneidersitz. Wenn ich nicht auf dem Boden sitzen kann, dann setze ich mich alternativ im Schneidersitz auf einen Stuhl.

Komme in den Schneidersitz oder in den halben Lotossitz. Für den Lotossitz kreuzt du nicht die Beine am Boden, sondern nimmst einen Fuß auf den gegenüberliegenden Oberschenkel. In dieser Position kannst du dich ganz wunderbar in alle Richtungen dehnen.

Für eine Seitbeuge nimmst du eine Hand seitlich neben dein Becken und streckst den anderen Arm lang über den Kopf aus.

Für eine Vorbeuge nimmst du deine Hände nach vorne und tippelst so weit vor, wie dein Körper das zulässt.

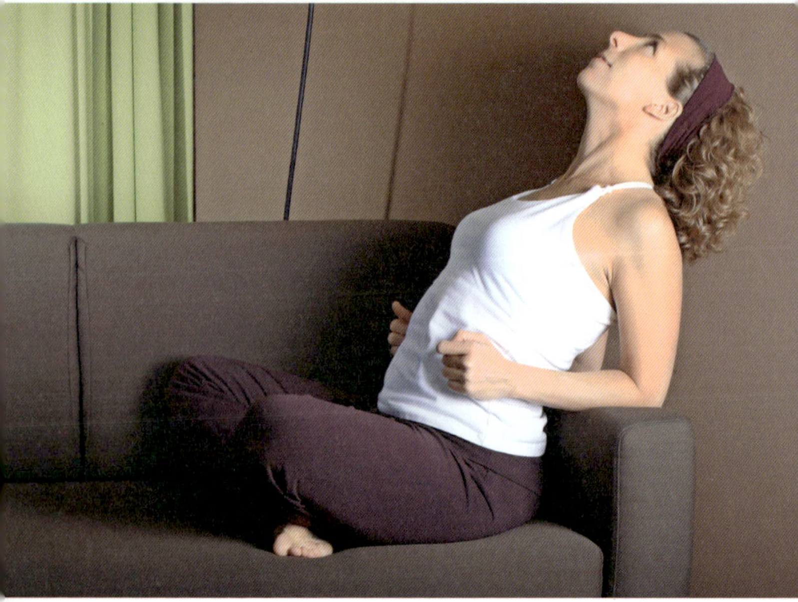

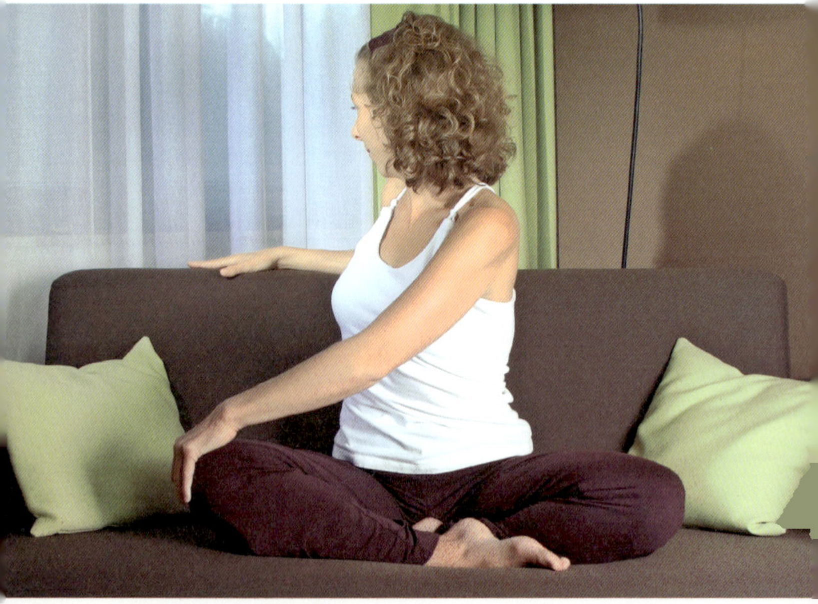

Für eine Rückbeuge setzt du deine Fingerspitzen hinter deinem Becken auf der Unterlage auf und drückst dich lang nach oben. Nimm dabei die Schultern zurück, und öffne dich im Brustkorb. Für noch mehr Öffnung kannst du deine Unterarme auch auf der Sitzfläche eines Stuhls oder die Lehne einer Couch hinter dir platzieren. Dabei drückst du dich über die Unterarme lang nach oben heraus und öffnest dich im Brustraum nach vorne.

Für eine Drehung greifst du mit einer Hand hinter dich, legst die andere auf das Knie des gegenüberliegenden Beins und drehst dich nach hinten.

Halte die jeweilige Position so lange, wie es für dich angenehm ist. Denke daran, bei dieser Übung auch immer die Seiten zu wechseln, damit du deinen Körper auf beiden Seiten gleichmäßig öffnest.

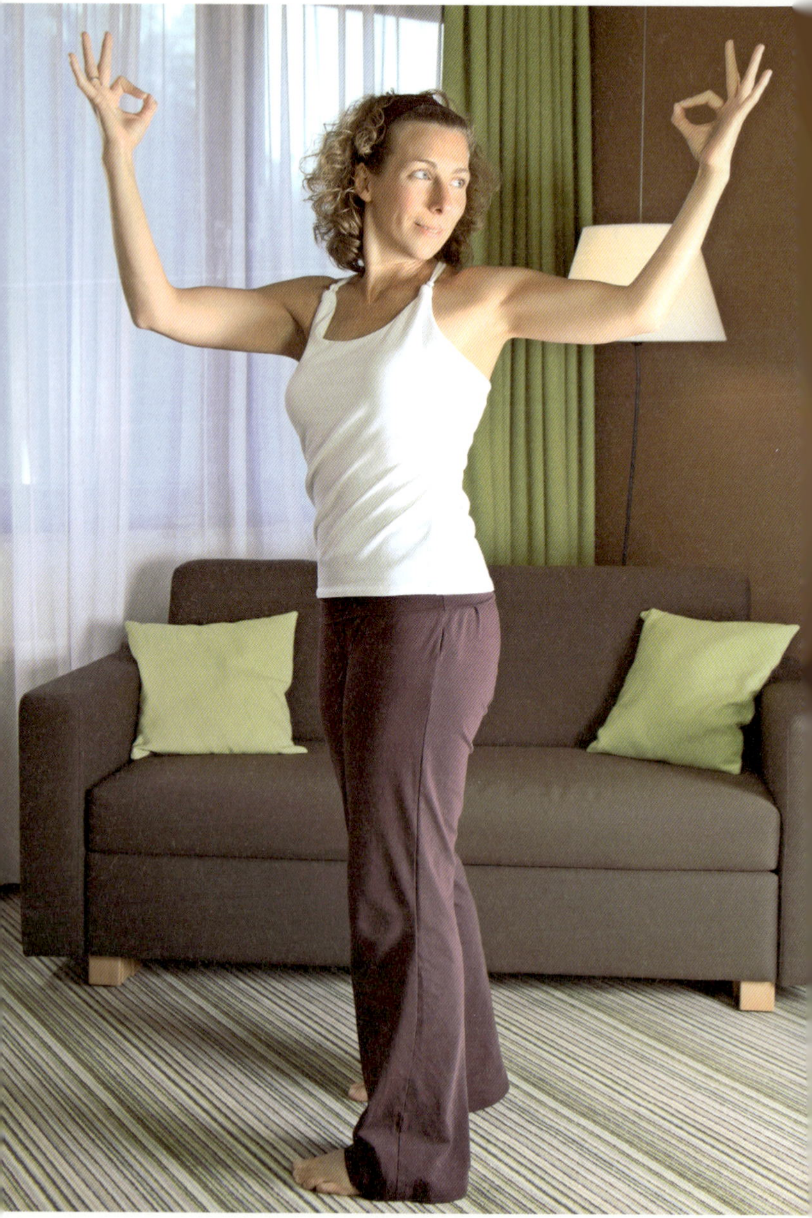

Arme angewinkelt
hin- und herschwingen lassen

Diese Übung wirkt mobilisierend auf die Wirbelsäule und den Nacken und anregend auf die Bauchorgane.

Komme in einen hüftweit geöffneten Stand. Beuge die Arme seitlich so nach oben, dass sie einen rechten Winkel bilden. Die nach oben gerichteten Fingerspitzen kannst du auch in das Gyan Mudra nehmen, dazu bildest du mit Daumen und Zeigefinger einen Kreis.

Schwinge dich dann um die eigene Achse hin und her. Zuerst ganz sanft und ruhig, dann gerne auch etwas zügiger und schwungvoller.

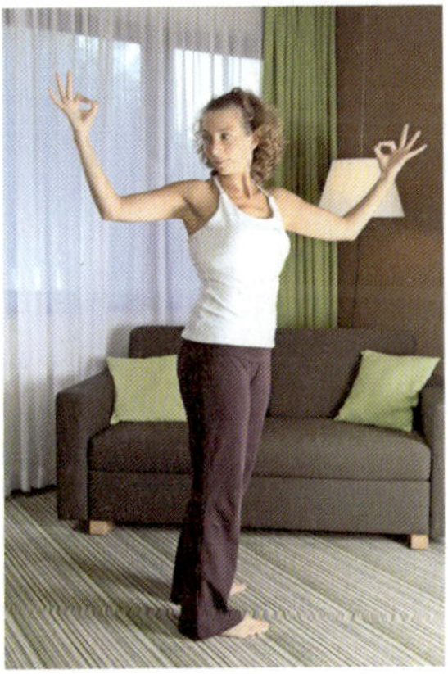

Versuche, deinen Atem mit der Bewegung in Einklang zu bringen. Dazu atmest du ein, wenn du in der Mitte bist, und wieder aus, wenn du in der Drehung bist.

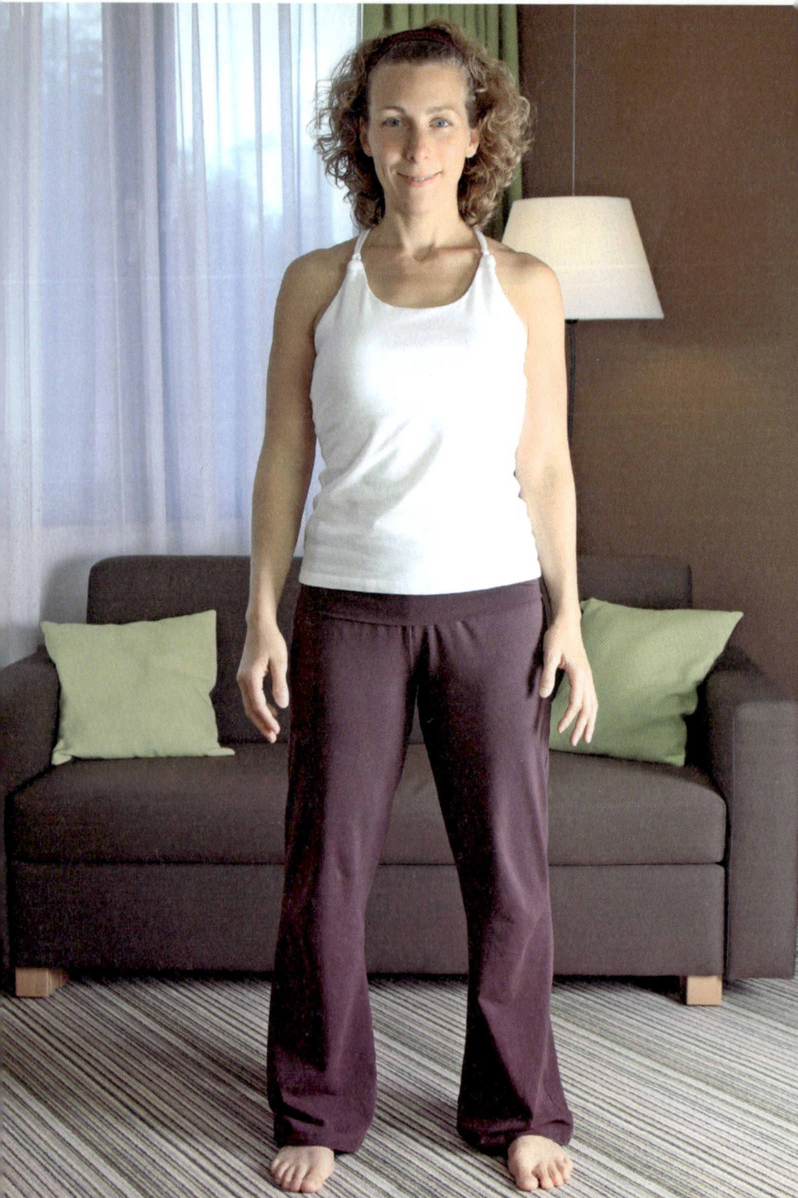

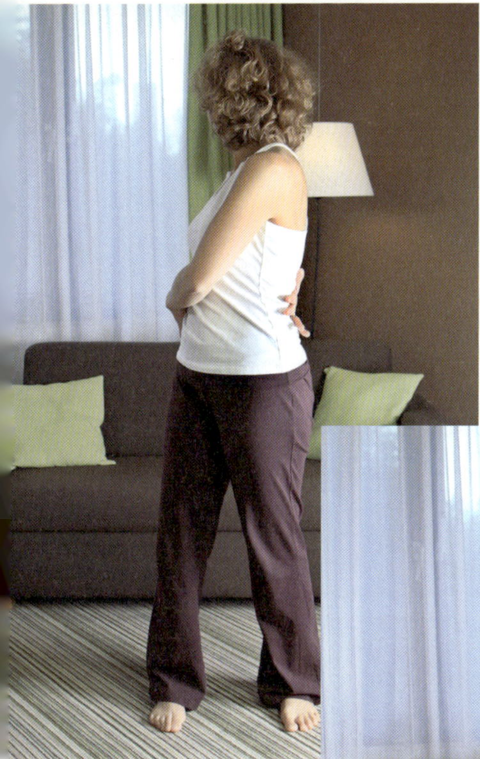

Alternativ kannst du die Arme auch locker schwingen lassen und bei jeder Drehung mit den Händen sanft deine Nieren abklopfen.

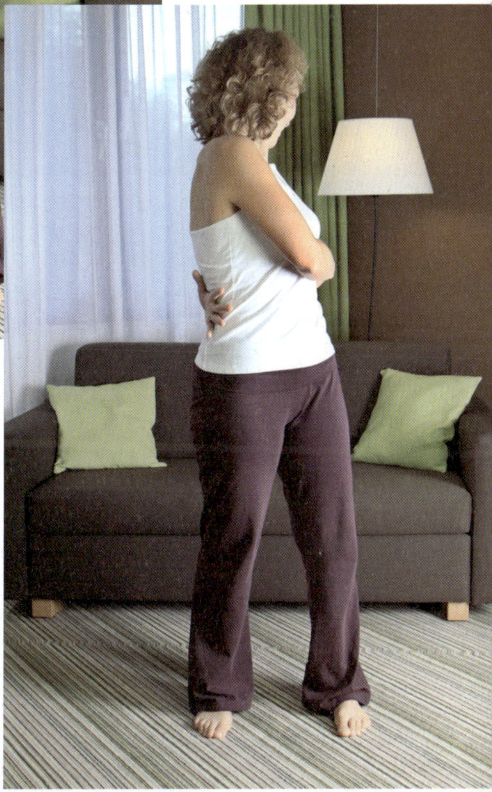

Wiederhole diese Drehungen so oft, wie du möchtest. Wenn dir schnell schwindelig wird, dann mache kleine Pausen, in denen du dich wieder neutralisierst.

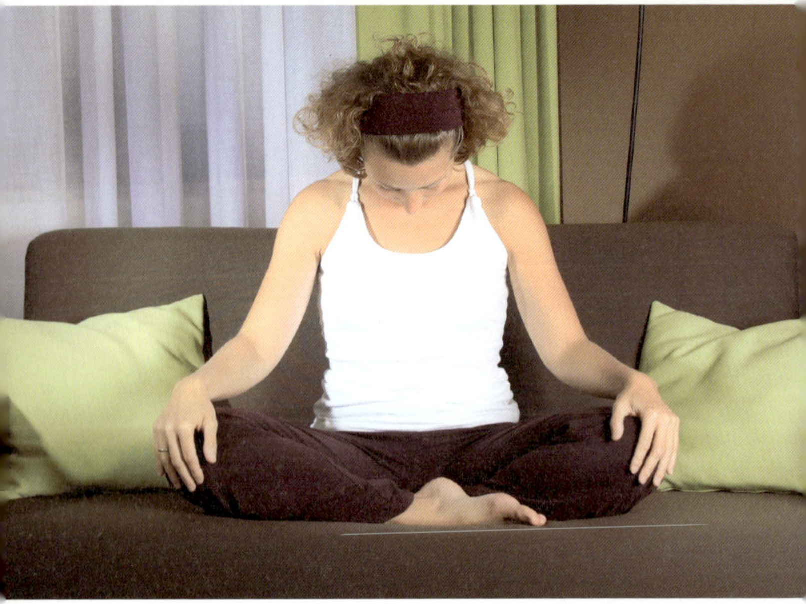

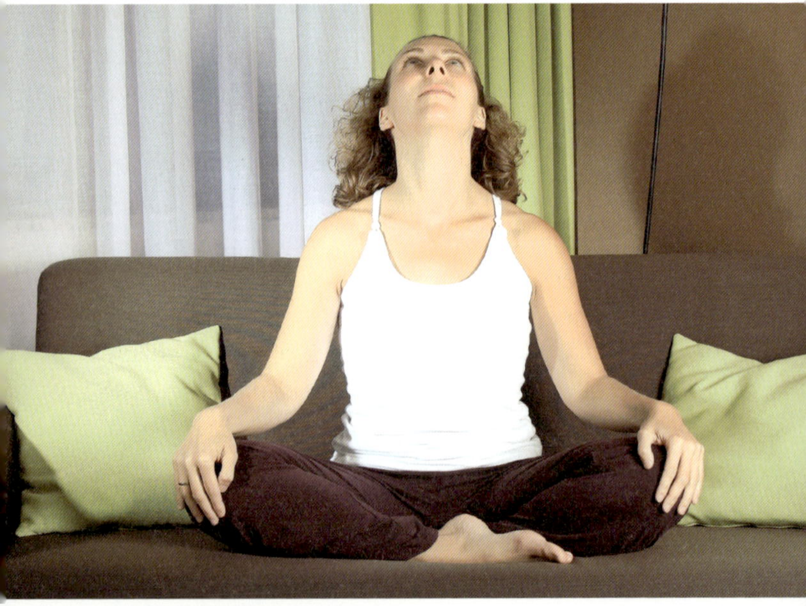

Nackendehnung

Diese Übung ist einfach auszuführen und dabei unglaublich effektiv. Es ist ratsam, sich täglich ein paar Minuten Zeit zu nehmen und sich diese Dehnungen zu gönnen, die die häufig auftretenden Verspannungen im Nackenbereich wieder lösen und für Entspannung sorgen. Diese Verspannungen sind ein typischer Grund für Kopfschmerzen.

Die Übung lässt sich auch prima in der Sauna ausführen, wenn die Muskulatur schön weich und warm ist. Man muss sich nur an die neugierigen Blicke der anderen Saunagäste gewöhnen.

Du kannst diese Dehnungen im Stehen oder im Sitzen ausführen. Lasse deinen Kopf ganz sanft hin- und herrollen, von der einen Schulter zur anderen und wieder zurück. Erschrick nicht, wenn es sich so anhört, als hätte sich Sand in deinem Nacken abgelagert. Wenn du die Übungen regelmäßig ausführst, dann wird das mit der Zeit immer mehr nachlassen.

Schaue dann abwechselnd jeweils über die Schultern zurück. Komme mit dem Kopf wieder in die Mitte, und hebe ihn in der Einatmung vorsichtig nach hinten. In

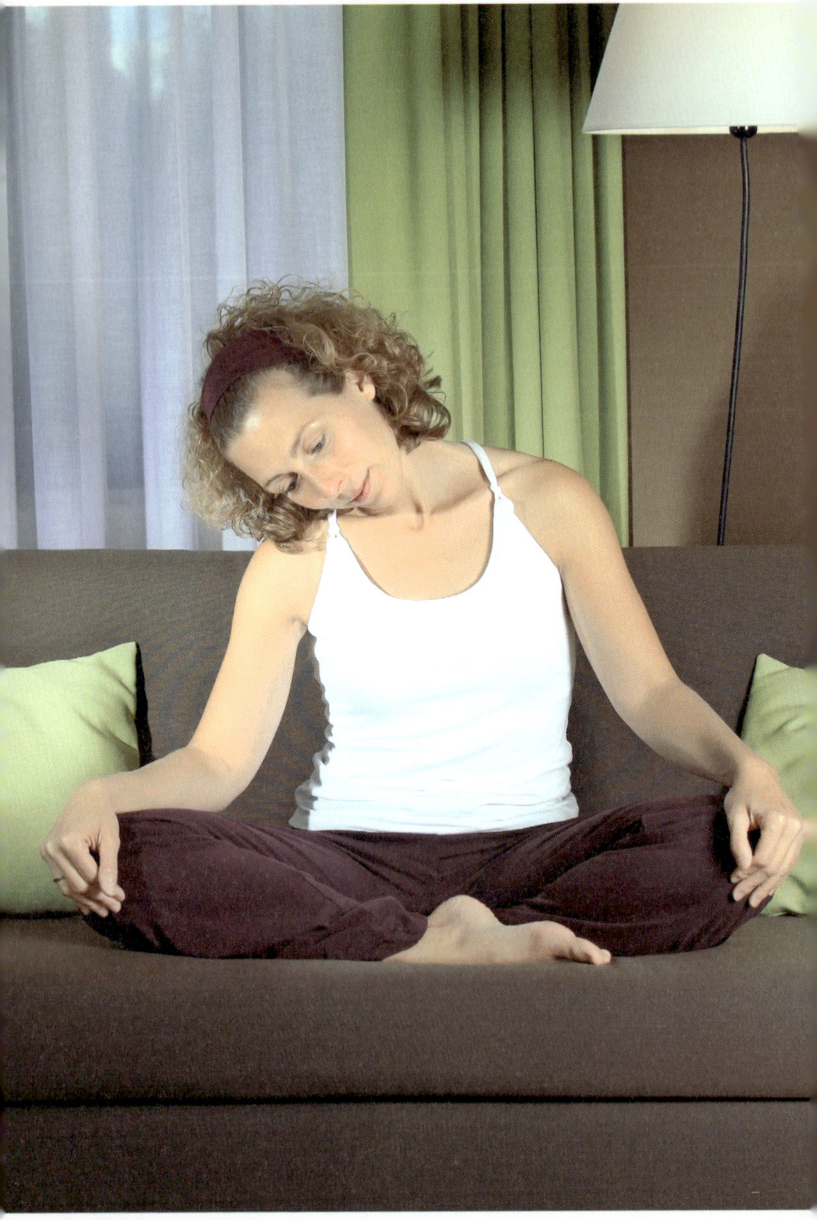

der Ausatmung lasse dein Kinn nach vorne in Richtung Brustbein sinken.

Danach richtest du den Kopf wieder mittig aus und neigst ihn zur Seite, indem du ein Ohr in Richtung Schulter bringst und das andere Ohr nach oben zur Decke hebst.

Für eine etwas intensivere Dehnung legst du zusätzlich eine Hand auf die Seite des Kopfes und nimmst die Schulter auf der gedehnten Seite weiter nach unten. Zum Lösen nimmst du die Hand dann an die andere Kopfseite und schiebst den Kopf wieder zurück in die Mitte.

Mache so viele Wiederholungen, wie es sich für dich gut anfühlt. Schließe zwischendurch für einen Moment deine Augen, und spüre in den Nackenbereich hinein.

Mit dem Stuhl

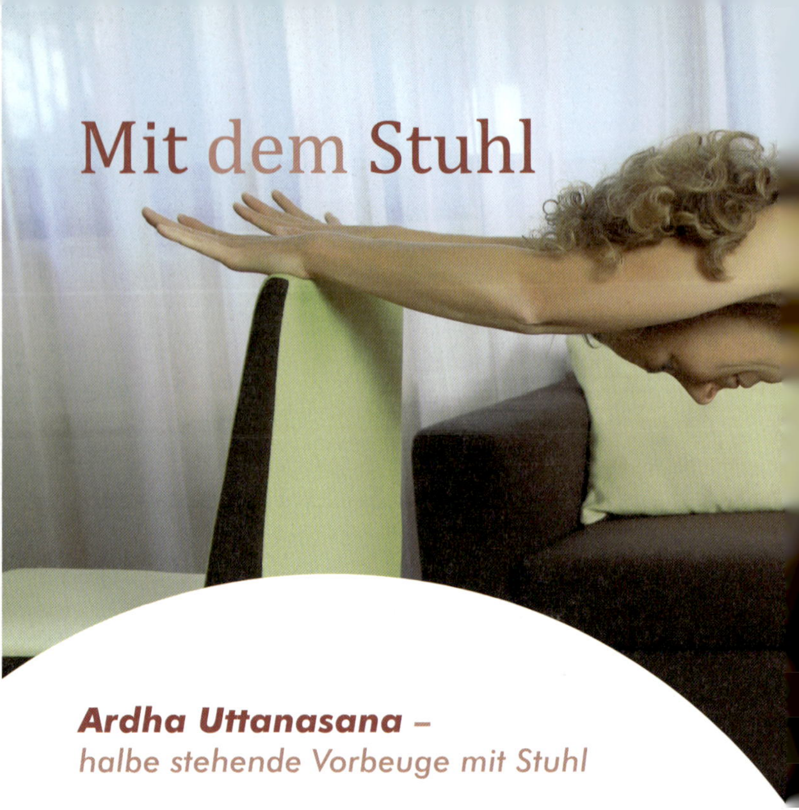

Ardha Uttanasana –
halbe stehende Vorbeuge mit Stuhl

Diese Variante der stehenden Vorbeuge dehnt die Beinrückseiten etwas sanfter als die volle Vorbeuge. Sie ist außerdem sehr angenehm im Bereich des Rückens, der Flanken, der Schultern und des Nackens, weil man durch den Einsatz der Stuhllehne ganz individuell entscheiden kann, wie intensiv man die Dehnung in den jeweiligen Bereichen spüren möchte.

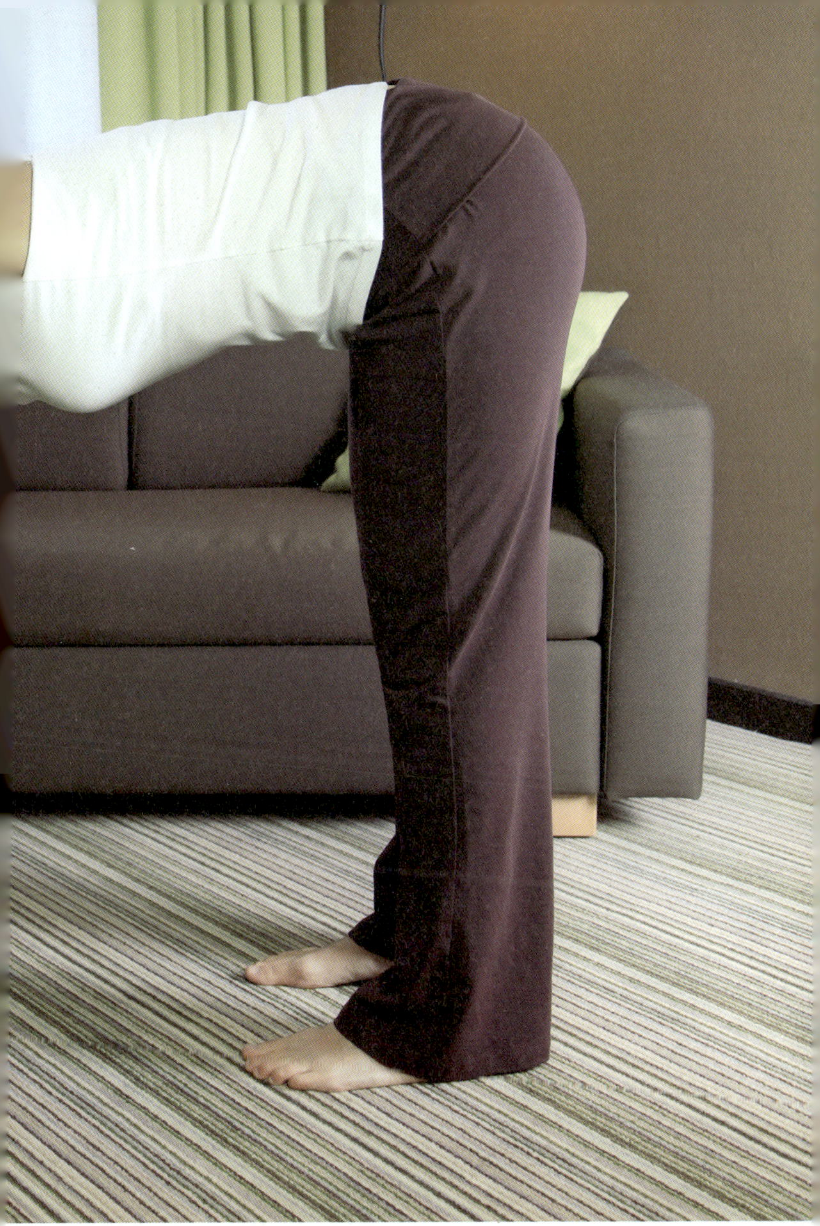

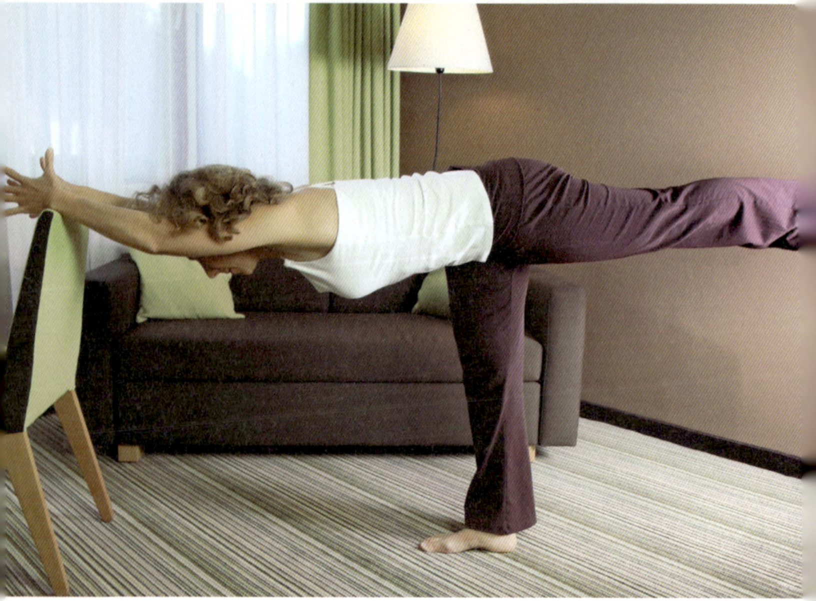

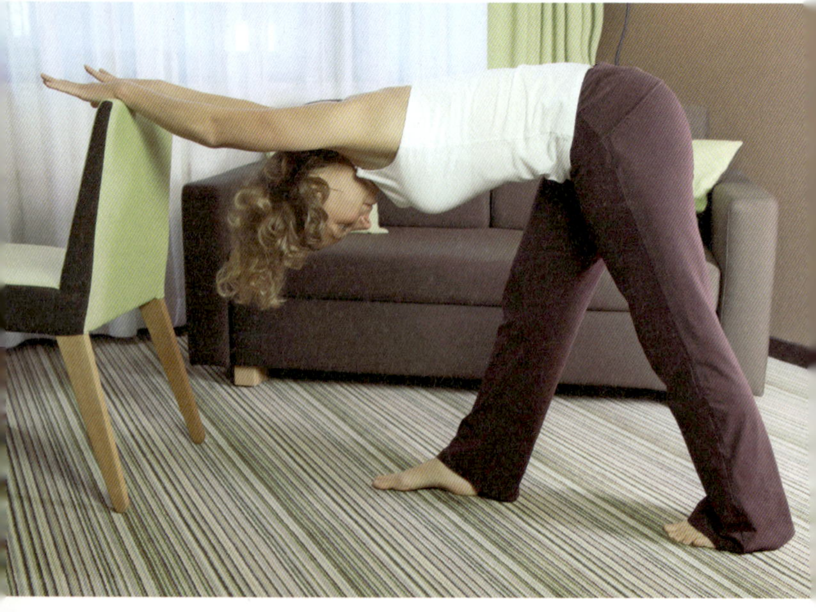

Stelle dich hinter einen Stuhl, und greife die Stuhllehne mit beiden Händen. Gehe mit deinen Füßen dann so weit zurück, bis dein Rücken eine waagerechte Linie bildet. Die Beine sind kraftvoll und stehen senkrecht unter deinem Becken. Die Handgelenke liegen auf der Lehne.

Schiebe dich über dein Steißbein weit nach hinten und über den Scheitel lang nach vorne heraus, sodass deine Wirbelsäule ganz gestreckt wird. Lasse dabei dein Brustbein Richtung Boden sinken. Fülle deinen Oberkörper aus mit deinem Atem, um so die Dehnung sanft zu intensivieren.

Versuche, mögliche Verspannungen mit jeder Ausatmung mehr gehen zu lassen. Bleibe so lange in der Position, wie es für dich angenehm ist.

Als Variante kannst du hier auch in Virabhadrasana III, den dritten Krieger, kommen. Strecke dazu jeweils ein Bein lang nach hinten aus, und schiebe dich über die Ferse weit zurück. Wechsele danach zur anderen Seite.

Für eine intensivere Dehnung in den Beinrückseiten kannst du in Parsvottanasana kommen. Dazu stellst du die Beine nicht parallel nebeneinander, sondern ein Bein etwas weiter nach vorne zum Stuhl. Im Oberkörper bleibst du lang gestreckt.

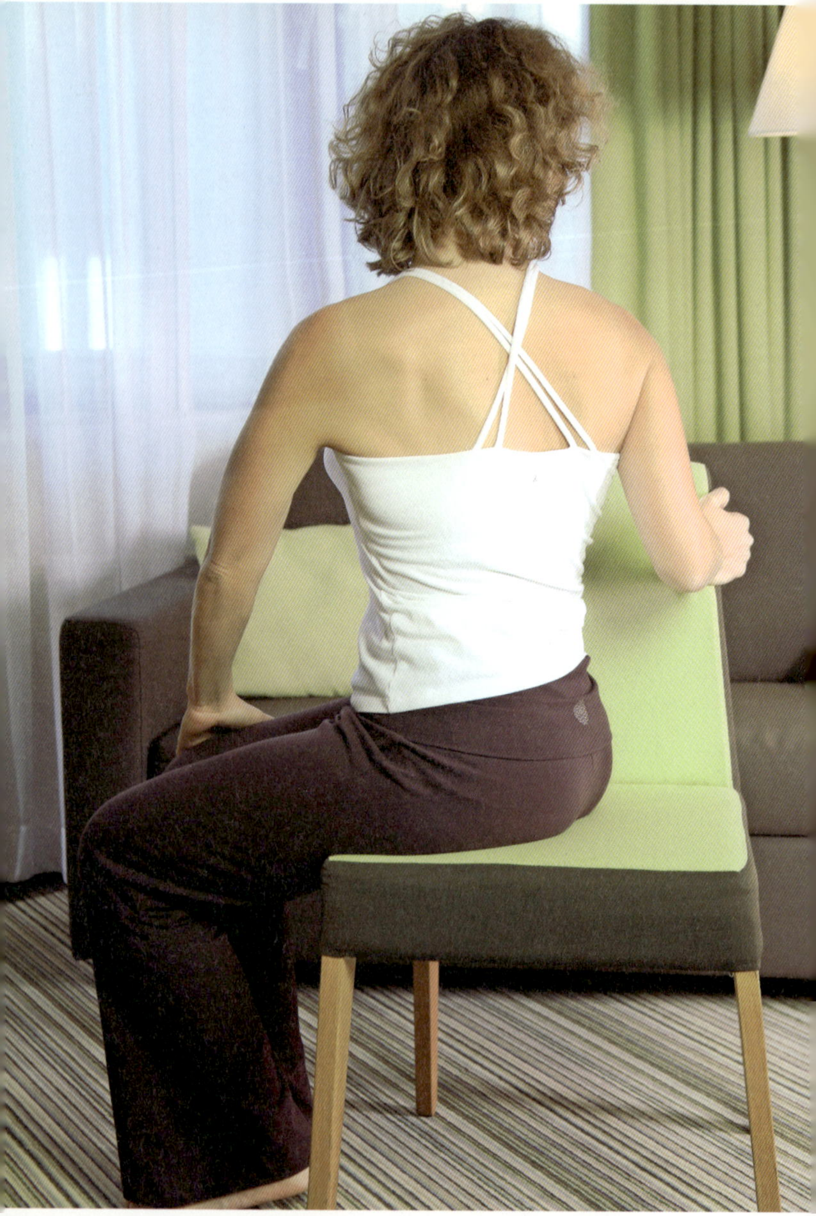

Drehung, Vorbeuge und Rückbeuge

Ein Stuhl kann ganz hervorragend dazu genutzt werden, besser in Drehhaltungen hineinzukommen. Gerade dann, wenn man in der Wirbelsäule nicht sehr flexibel ist, kann man die Stuhllehne bestens dazu nutzen, die Wirbelsäule zu mobilisieren und in diesem Bereich beweglicher zu werden. Aber auch für Vor- und Rückbeugen kann man einen Stuhl gut nutzen.

Setze dich für eine Drehung aufrecht auf die Sitzfläche des Stuhls, und drehe dich zuerst zur rechten Seite. Jetzt kannst du beide Hände an die obere Stuhllehne nehmen und dich mit gestreckter Wirbelsäule weiter in die Drehung hineinbegeben. Du kannst auch mit deiner rechten Hand die Seite der Stuhllehne greifen und deine linke Hand an dein rechtes Knie legen.

Schaue über die rechte Schulter nach hinten, und lasse den Atem in den Bauch hineinfließen, um deinen Bauchorganen eine schöne Massage zu geben.

Wechsele dann zur anderen Seite.

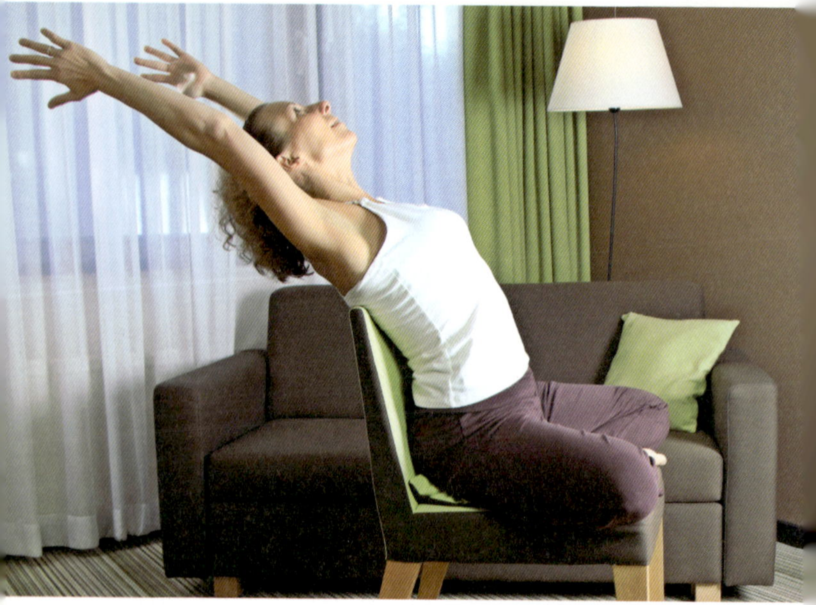

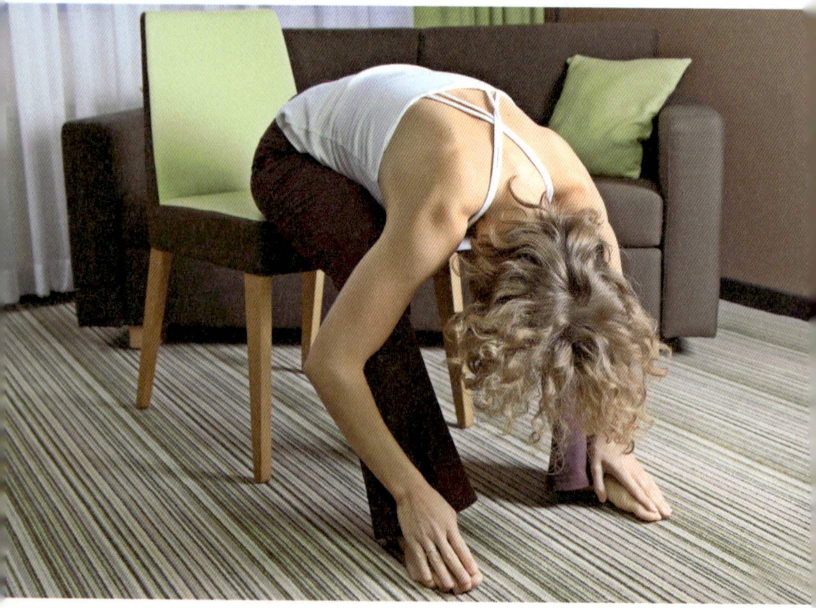

Für eine Rückbeuge kannst du dich nach hinten über die Lehne beugen, sodass dein Brustkorb geöffnet wird. Strecke dabei die Arme neben dem Kopf nach oben aus, oder falte die Hände hinter dem Kopf, damit du den Brustkorb mehr heben kannst.

Wenn du eher klein bist, kannst du dich zusätzlich noch auf ein Kissen setzen oder diese wohltuende Rückbeuge über die Rück- oder Armlehne einer Couch ausführen.

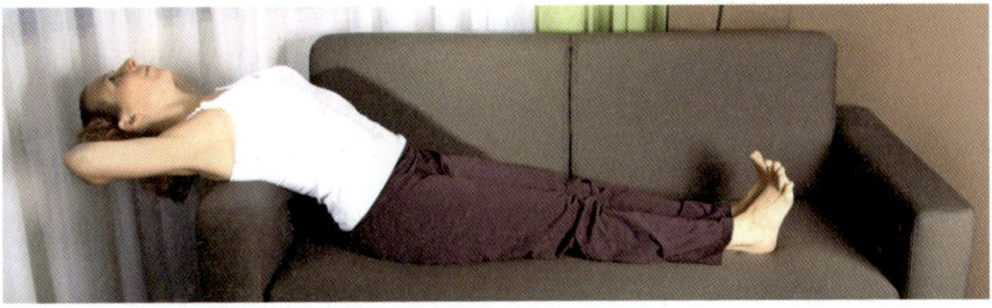

Für eine Vorbeuge lässt du den Oberkörper zwischen deine gebeugten Beine nach vorne sinken. Die Hände nimmst du dabei zum Boden.

Wenn du zusätzlich Dehnung in die Rückseiten der Beine bringen möchtest, dann strecke die Beine nach vorne aus, und lehne dich mit dem Oberkörper in Richtung Beine.

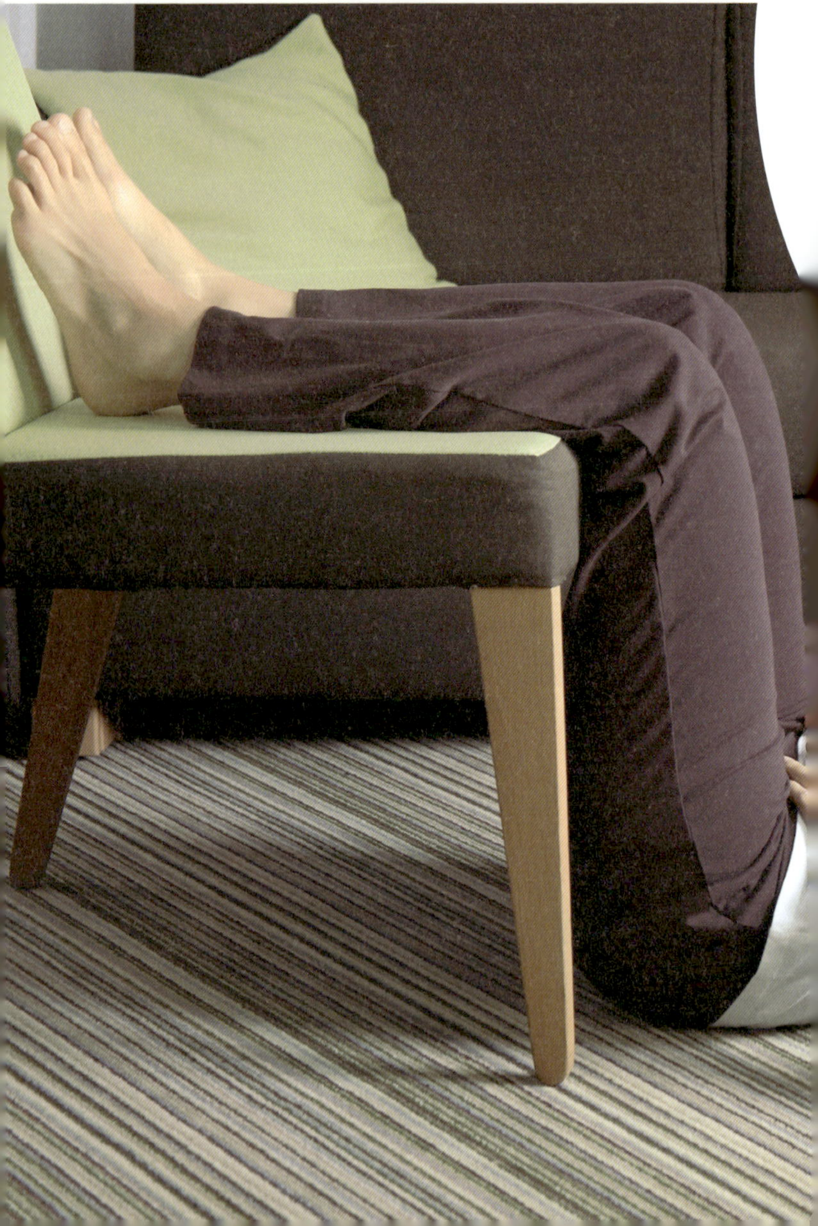

Viparita Karani – *gestützte Umkehrhaltung*

Diese Position eignet sich sehr gut als »Erste-Hilfe-Maßnahme« bei akuten Rückenschmerzen, weil sie sehr entlastend für die Wirbelsäule ist. Das umliegende Gewebe kann sich durch diese passive Haltung entspannen. Dadurch können Schmerzen gelindert werden.

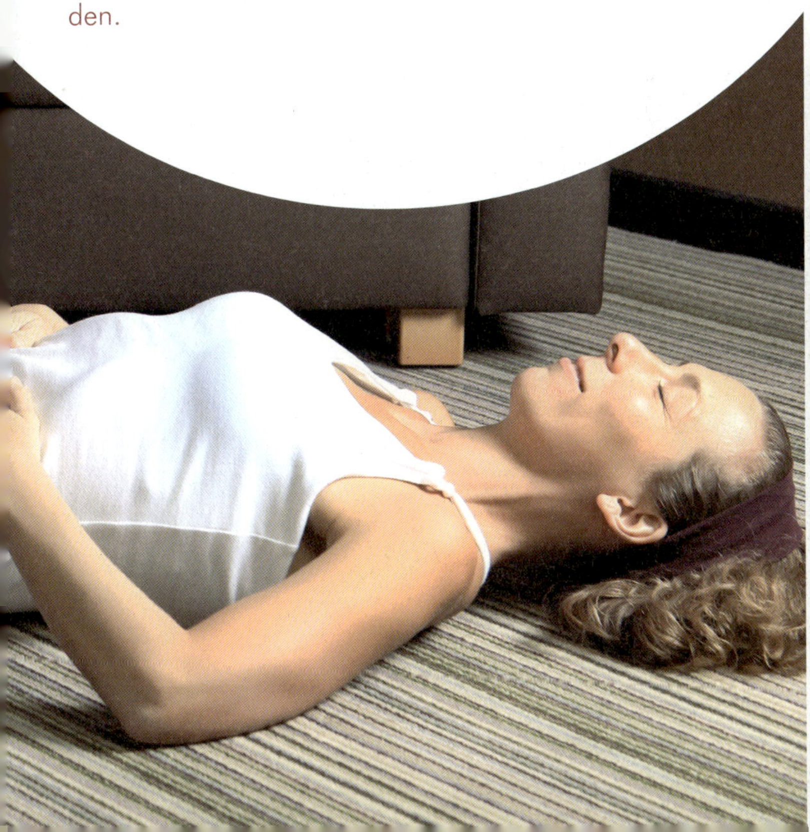

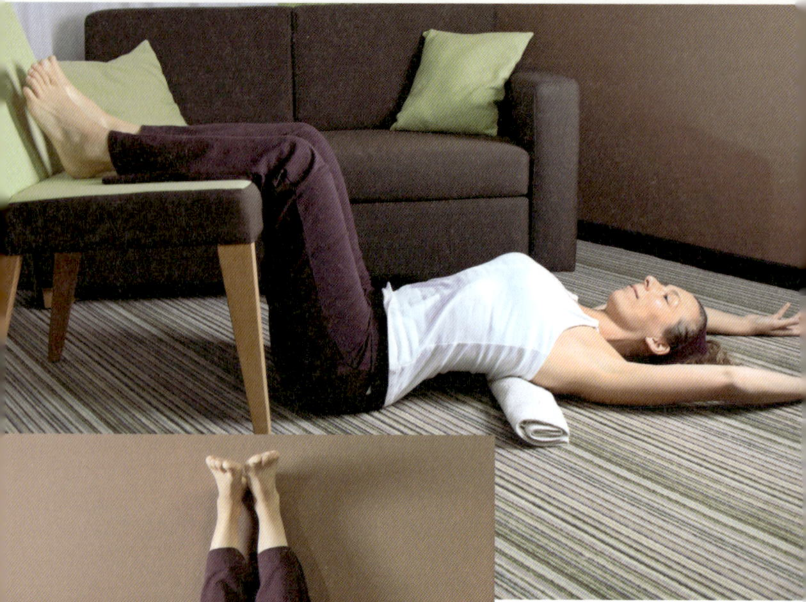

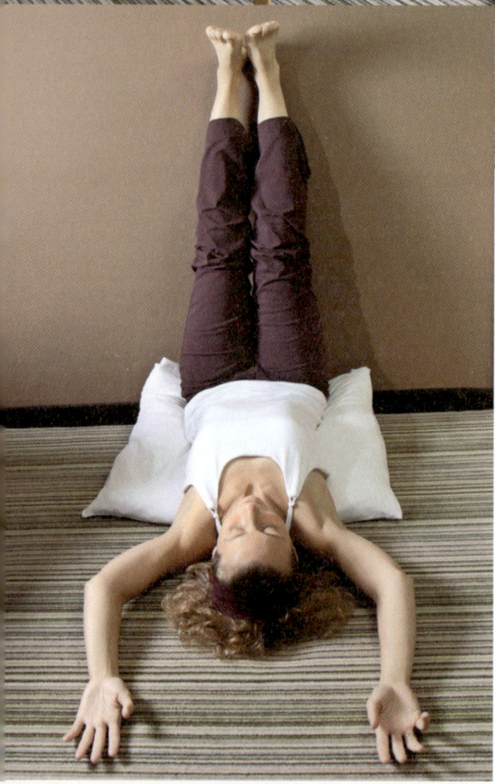

Varianten

Setze dich so vor den Stuhl auf den Boden, dass du mit dem Gesicht zur Vorderseite der Lehne schaust. Lege dich dann auf den Rücken, und beuge deine Beine an.

Lege die Beine dann angewinkelt auf der Sitzfläche ab, sodass sie einen rechten Winkel bilden. Du kannst die Arme entweder entspannt neben dem Körper liegen lassen, die Hände auf dem Bauch ablegen oder die Arme nach oben neben den Kopf strecken.

Es ist auch möglich, die Position mit einem Kissen oder einer zusammengerollten Decke quer unter der Brustwirbelsäule auszuführen, wenn du mehr Öffnung in den Brust- und Schulterbereich bringen möchtest.

Diese Übung kannst du alternativ auch an der Wand ausführen, wenn du zum Beispiel nach einem langen oder heißen Tag die Beine entlasten möchtest. Dazu legst du dir ein Kissen oder eine zusammengefaltete Decke unter das Becken und streckst die Beine lang nach oben an der Wand aus. In dieser Position lassen sich die eigenen Akkus wunderbar und ohne Kraftanstrengung wieder aufladen.

Bleibe so lange in dieser sanften Umkehrhaltung, wie du möchtest.

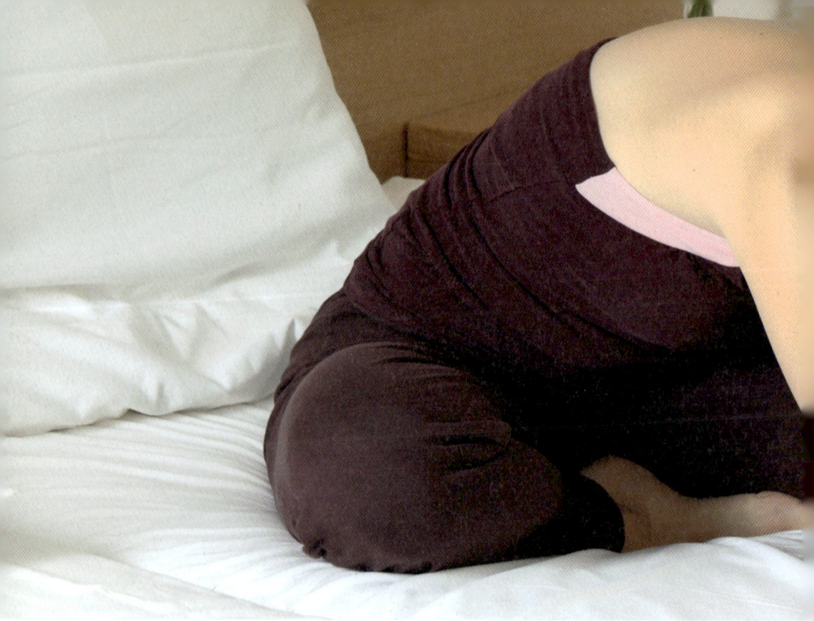

Auf dem Bett

Für die Übungen auf dem Bett empfehle ich eher die passiven Yin-Übungen statt der aktiven Yang-Übungen, weil die Unterlage so weich ist, dass es aufgrund der mangelnden Stabilität schwierig ist, die Positionen kraftvoll auszuführen.

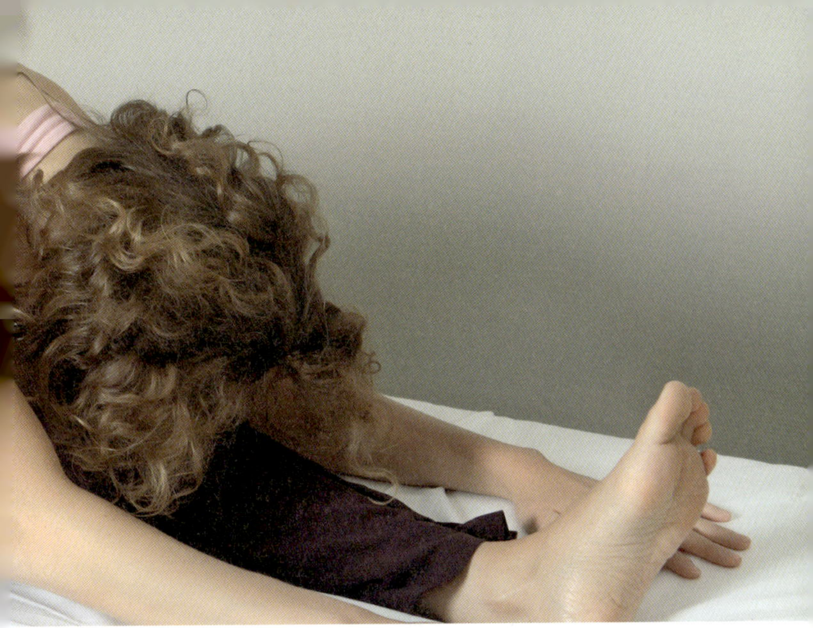

Janu Shirshasana – *halber Schmetterling*

Diese Vorbeuge ist eine hüftöffnende Übung, die gleichzeitig auch die Innen- und die Rückseiten der Beine sowie die Flanken dehnt. Außerdem bringt sie eine gute Dehnung in die Wirbelsäule.

Komme auf dem Bett in den Langsitz, und beuge ein Bein an, sodass du die Ferse in Richtung Becken bringen kannst.

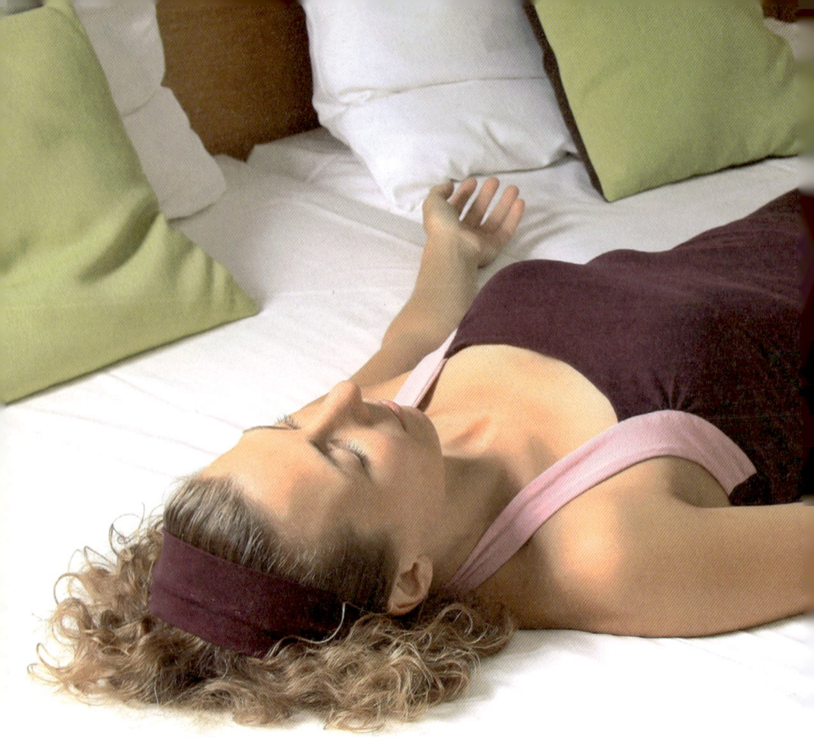

Wenn du dich auf der weichen Unterlage schlecht nach vorne beugen kannst, dann setze dich zusätzlich auf ein Kissen.

Lasse dich mit entspannter Wirbelsäule nach vorne sinken – entweder zum ausgestreckten Bein, zur Mitte oder zum angewinkelten Bein –, ohne dass du dich dabei nachziehst.

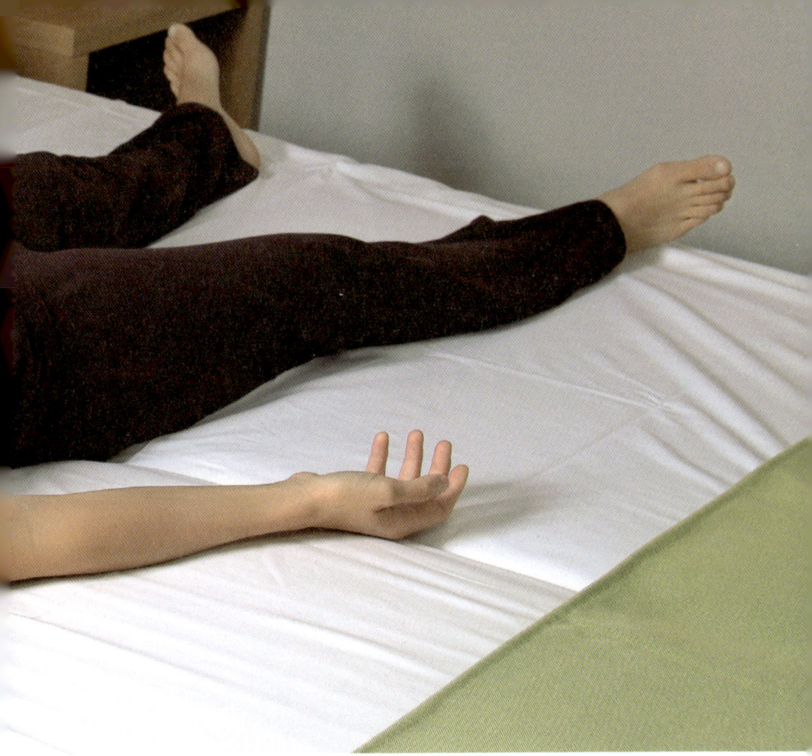

Den Rücken lässt du ganz rund werden, und du entspannst dich im Schulter- und Nackenbereich. Lasse die Schwerkraft für dich arbeiten.

Bleibe für 3–5 Minuten in dieser Übung, und wechsele dann die Seite. Lege dich anschließend in eine neutrale Rückenlage.

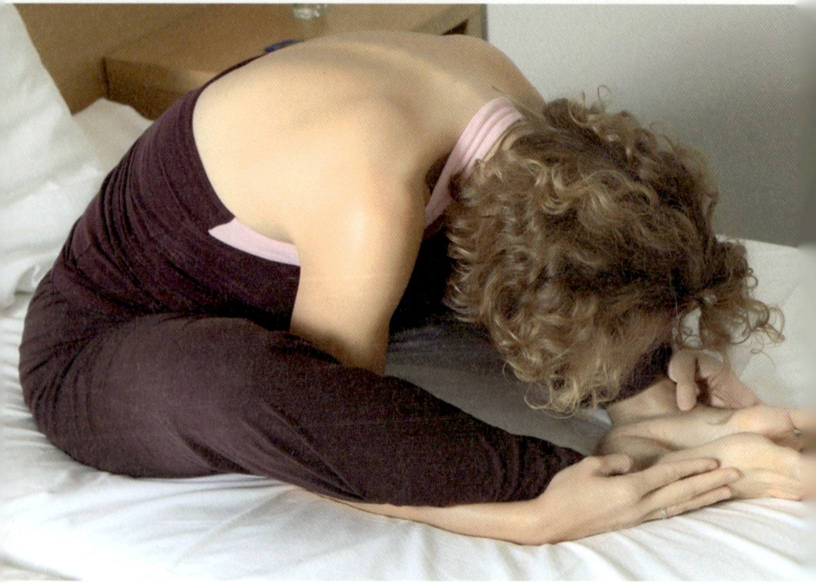

Kurmasana – *Schildkröte*

Auch diese Position zählt zu den vorgebeugten Hüftöffnern. Außerdem bringt sie eine intensive Dehnung in den Bereich der Wirbelsäule und des ganzen Rückens. Sie wirkt zudem sehr beruhigend, weil man die Sinne schön nach innen ziehen kann.

Setze dich auf das Bett, beuge beide Beine an, und nimm die Fußsohlen zusammen, sodass deine Beine eine Diamantform bilden.

Wenn du dich auf der weichen Unterlage schlecht nach vorne beugen kannst, dann setze dich zusätzlich auf ein Kissen.

Nimm deine Unterarme unter deine Waden, und lege die Hände an den Knöcheln oder an den Fußrücken ab. Beuge dich mit rundem Rücken nach vorne, und lasse dich hier einsinken. Dein Rücken ähnelt jetzt dem Panzer einer Schildkröte.

Bleibe für 3–5 Minuten in der Position, bevor du dich aufrollst und zum Neutralisieren flach auf den Rücken legst.

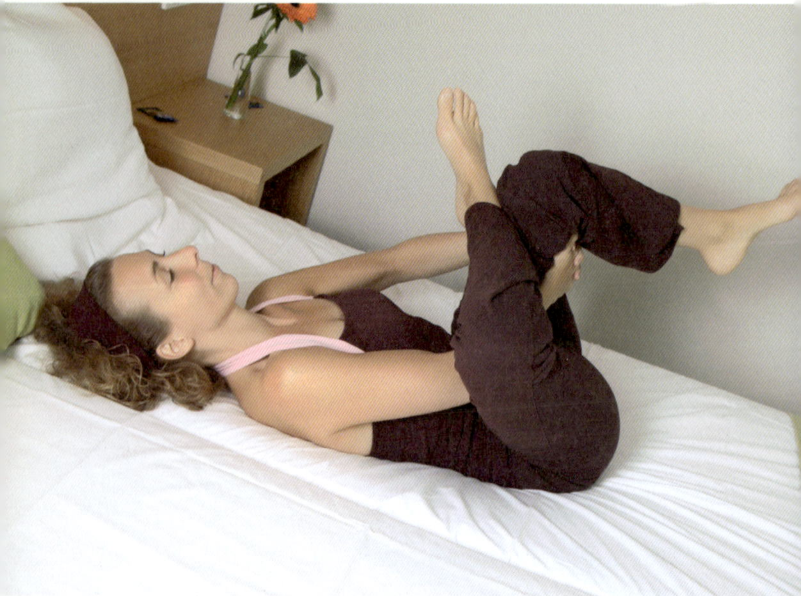

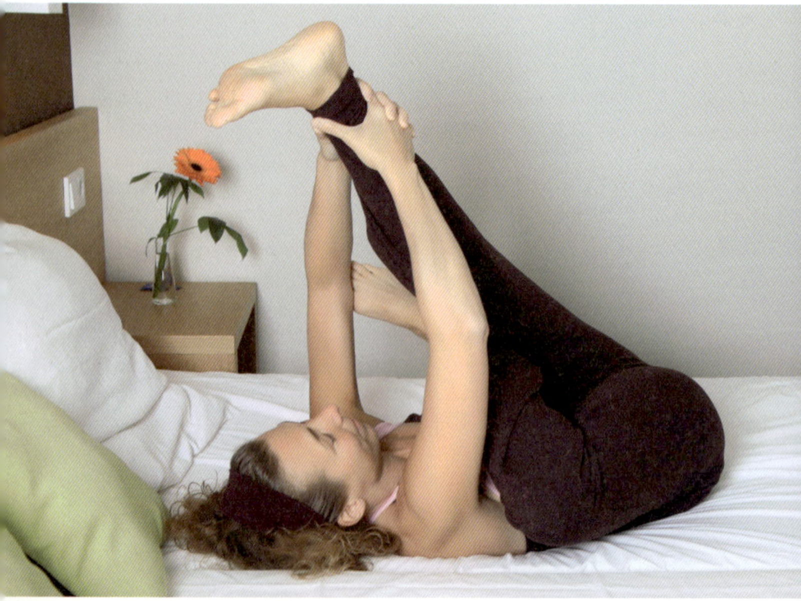

Sucirandharasana – *Nadelöhr*

Diese Übung öffnet die Hüften und dehnt deren äußeren Bereich, der häufig vernachlässigt wird. Ebenso bringt sie eine sanfte Dehnung in den Bereich der Lendenwirbelsäule.

Komme in die Rückenlage, und beuge die Beine an. Kreuze dann das rechte Bein über das linke, sodass der Knöchel deines rechten Fußes außen neben dem linken Oberschenkel liegt.

Löse dann den linken Fuß vom Bett, und ziehe das ganze linke Bein näher zu dir heran. Greife dabei mit gefalteten Händen von hinten um den Oberschenkel. Je näher du das Bein heranziehst, desto eher löst sich auch die Lendenwirbelsäule von der Unterlage, was etwas mehr Dehnung in diesen Bereich bringt.

Alternativ kannst du das linke Bein auch ausstrecken und mit den Händen um die Wade greifen. Das bringt eine zusätzliche Dehnung in die Beinrückseite.

Halte die Position für 3–5 Minuten, und wechsele dann die Seite.

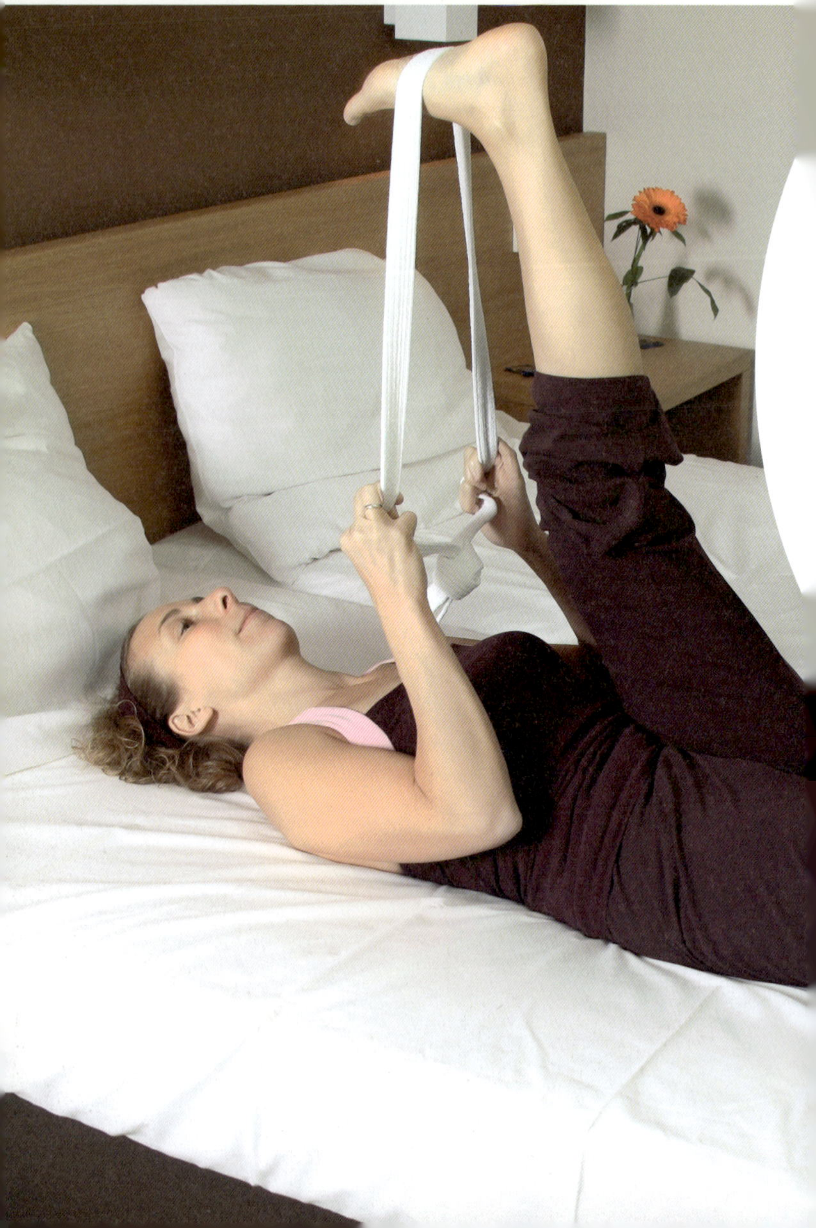

Supta Padangusthasana

mit Bademantelgürtel

In dieser Position lassen sich die Rückseiten der Beine sowie die Lendenwirbelsäule sanft dehnen. Wenn du dir den Gürtel eines Bademantels zur Hilfe nimmst, kannst du die Intensität variieren.

Komme in die Rückenlage, strecke ein Bein aus, und beuge das andere Bein an. Lege nun den Gürtel um die Fußsohle des gebeugten Beins, und strecke das Bein nach oben aus. Ziehe das Bein sanft in Richtung Oberkörper. Wenn du die Dehnung intensiver spüren möchtest, dann führe sie ohne den Gürtel aus und falte stattdessen die Hände hinter dem Oberschenkel.

Da du diese Übung nicht ganz passiv ausführen kannst, bleibe für 1–2 Minuten in der Position, und komme dann zum Seitenwechsel.

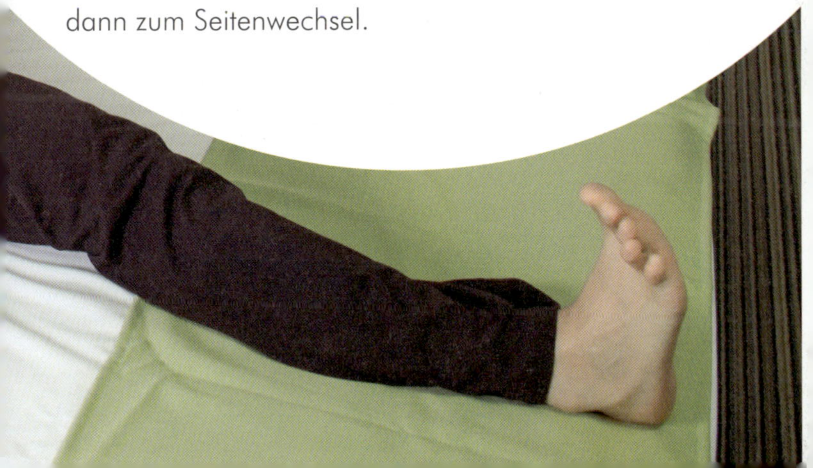

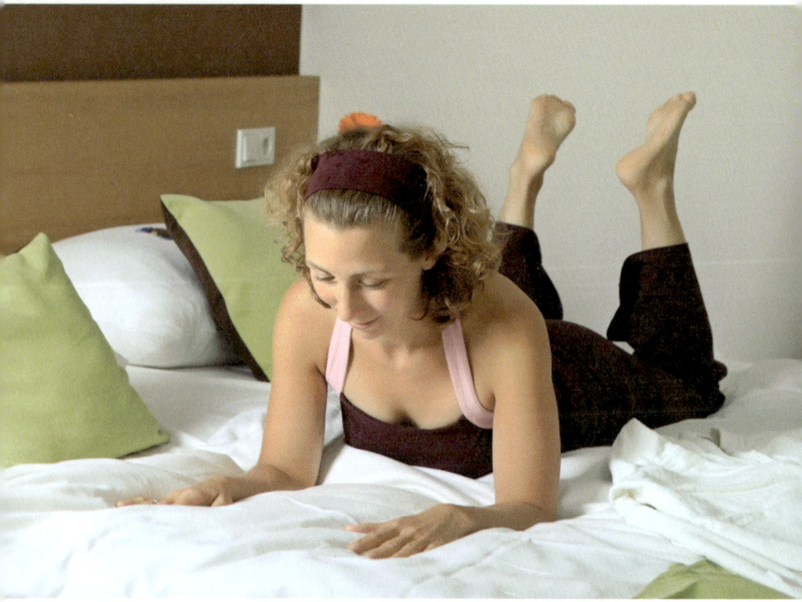
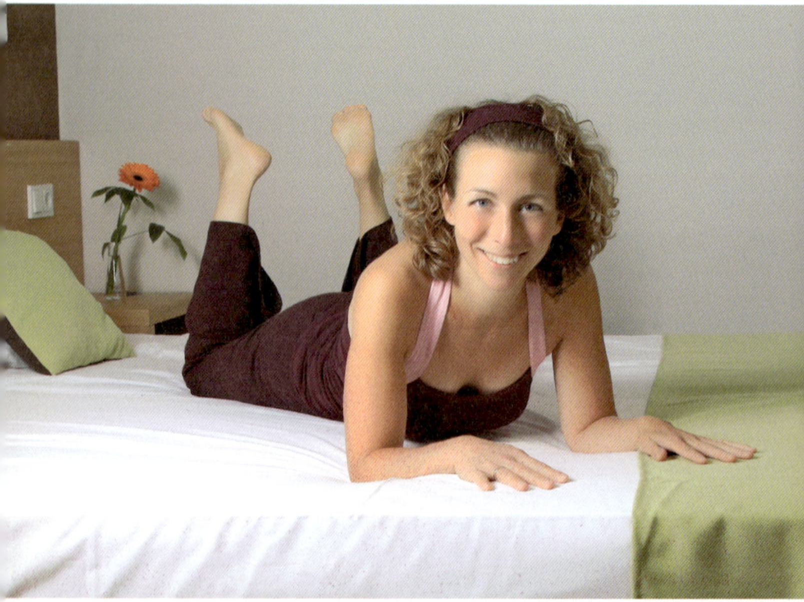

Bhujangasana – *Sphinx*

Diese Position bringt eine Öffnung in den Bereich der Wirbelsäule. Wenn man diese Position in der passiven Yin-Variante ausführt, lässt sich dabei auch prima ein Buch lesen oder am Computer arbeiten. Das ist dann zwar nicht wirklich die meditativste Form der Ausführung, aber ab und an darf das ruhig mal so sein. Man kann es auch so sehen, dass man während des Arbeitens dem Körper etwas Gutes tut.

Komme in die Bauchlage, und stütze dich auf den Unterarmen ab, sodass die Arme einen rechten Winkel bilden. Lasse die Wirbelsäule dann einfach durchhängen.

Für etwas mehr Dehnung im Lendenbereich kannst du zusätzlich deine Beine anbeugen. Dabei ist es angenehm für die Knöchel und anregend für den Lymphfluss, wenn du die Füße kreisen lässt.

Bleibe für 3–5 Minuten in dieser Rückbeuge, und komme zum Neutralisieren in die Bauchentspannungslage. Dazu legst du dich flach auf den Bauch, platzierst die Hände übereinander und legst deinen Kopf gerade oder seitlich sanft darauf ab wie auf einem Kissen.

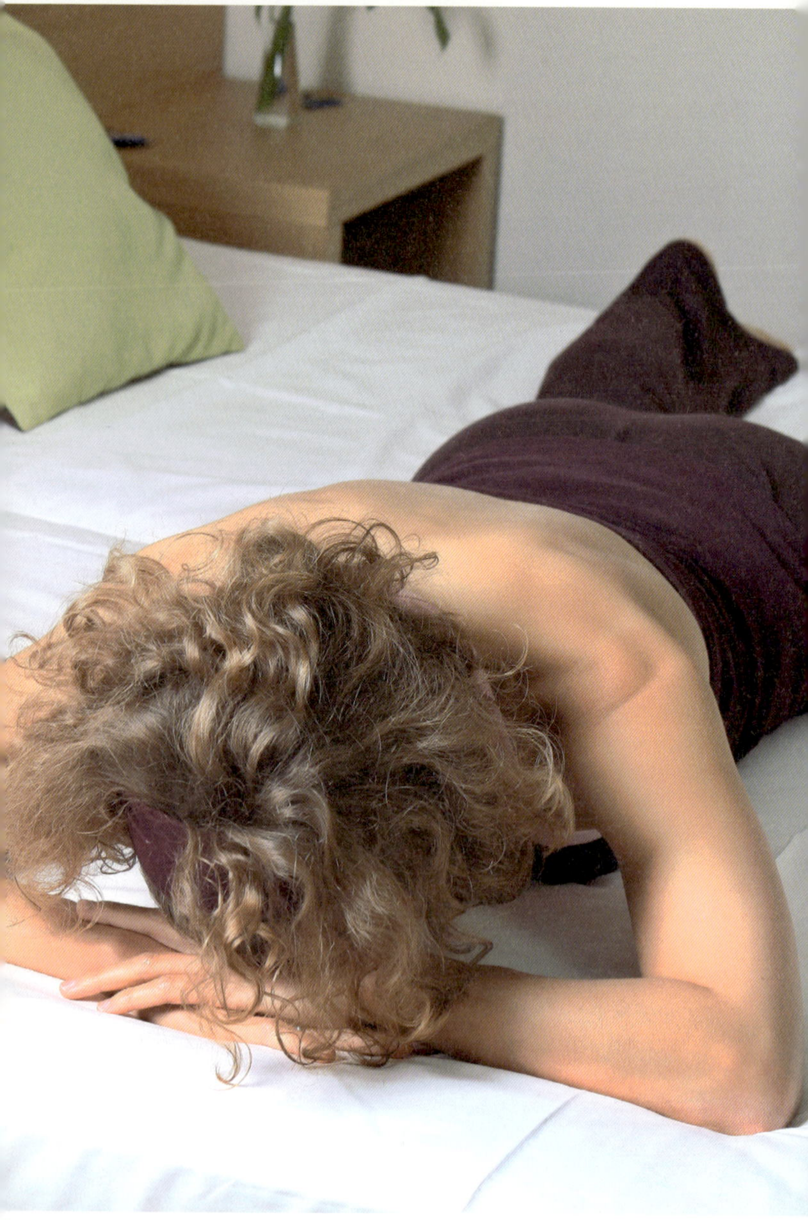

Wenn dir das Gefühl des Auflösens hier zu stark ist, kannst du dein Becken auch seitlich leicht hin- und herbewegen beziehungsweise in die Rückenlage kommen, die Knie in Richtung Brust ziehen und dabei dann die Beine mit den Armen umfassen.

Wenn dein Buch gerade sehr spannend ist oder du länger am Computer zu arbeiten hast, dann führe einfach mehrere Runden der Sphinx hintereinander aus.

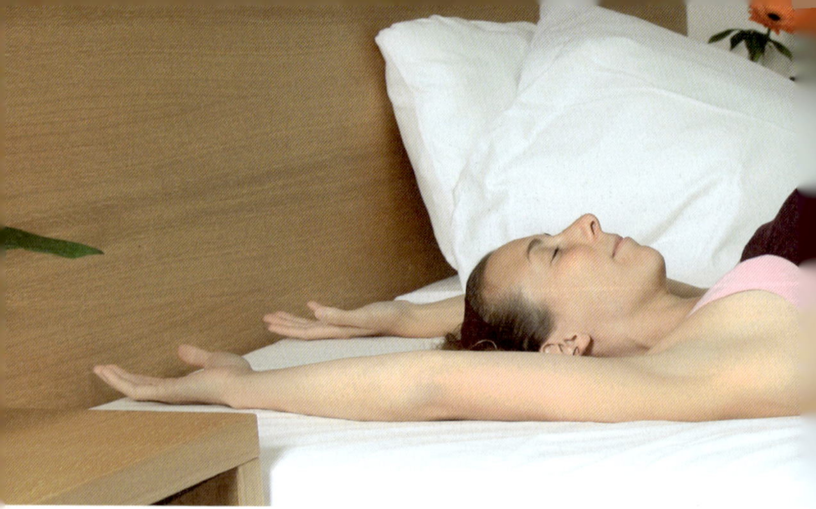

Supta Virasana – *Sattel*

Diese Position kann eine Herausforderung sein, weil sie die Vorderseiten der Oberschenkel intensiv dehnt und den Bereich der Lendenwirbelsäule stark öffnet.

Falls du dich in der Position nicht flach ablegen kannst, kannst du dir mit einer eingerollten Bettdecke oder einem Kissen unter deiner Wirbelsäule behelfen.

Komme in den Fersen- oder den Heldensitz. Für den Fersensitz sitzt du genau auf deinen Fersen, für den Heldensitz öffnest du deine Füße ein Stück zur Seite, sodass du dein Gesäß zwischen deine Fersen bringen kannst. Dabei kannst du zusätzlich auch ein Kissen un-

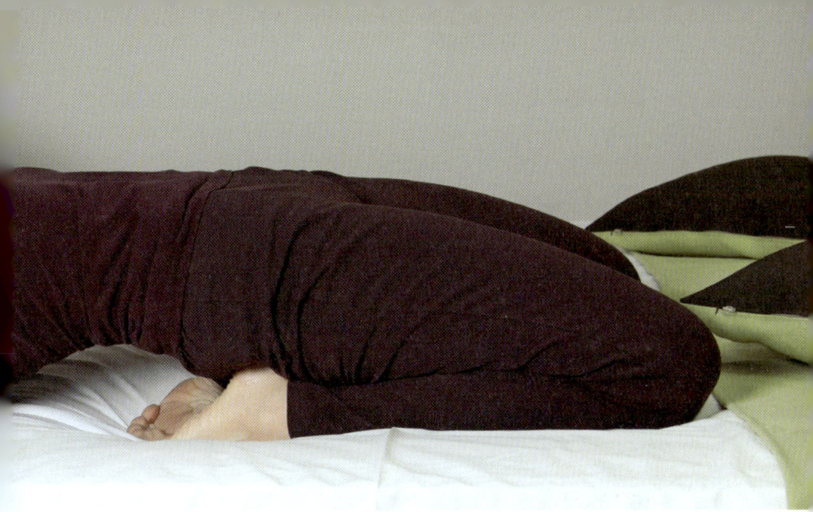

ter dein Gesäß nehmen. Achte darauf, dass deine Knie in der Position nicht schmerzen.

Stütze dich mit den Fingerspitzen ab, um mit den angebeugten Beinen langsam in eine liegende Rückbeuge zu kommen. Wenn du auf dem Rücken liegst, kannst du deine Arme nach oben neben den Kopf strecken oder sie über dem Kopf anbeugen und mit den Händen die gegenüberliegenden Ellbogen greifen.

Bleibe für 3–5 Minuten in der Position, drücke dich dann über die Arme oder die Hände wieder zurück nach oben, und strecke die Beine wieder lang aus.

Neutralisiere dich in der flachen Rückenlage.

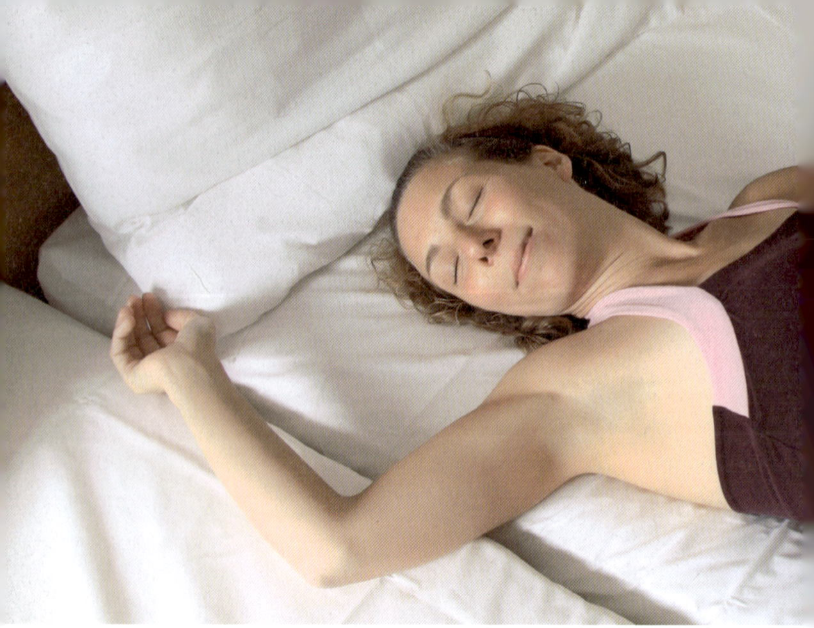

Jathara Parivartanasana – gedrehte Krokodilshaltung

Viele Menschen genießen diese gedrehte liegende Haltung, weil sie so wohltuend für den gesamten Rücken ist und sie sich dabei gut fallen lassen können. Es bietet sich geradezu an, sie nach dem Aufwachen zur Mobilisierung der Wirbelsäule oder vor dem Einschlafen zur Entspannung auszuführen.

Komme dazu in die Rückenlage, und ziehe die Knie in Richtung Brust. Lasse die Knie dann zur linken Seite

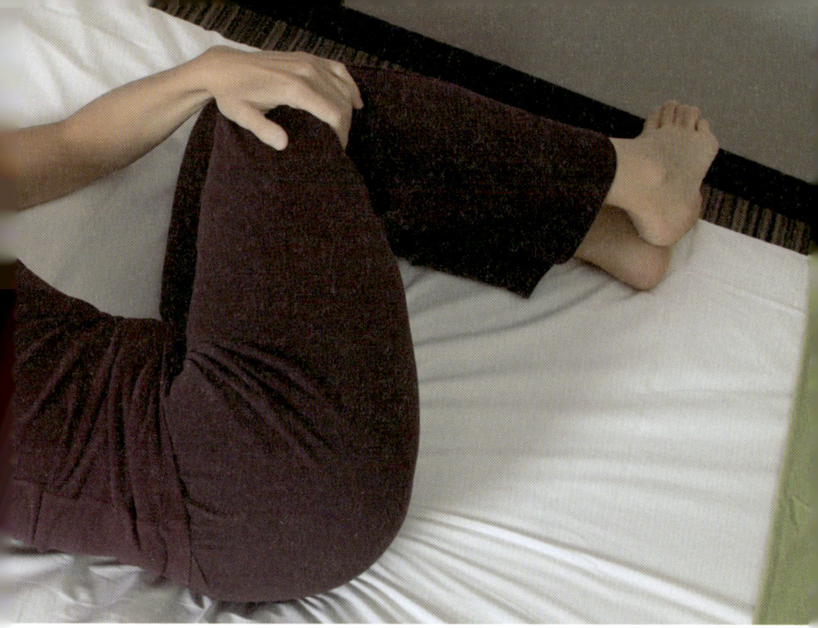

sinken, und lege sie dort ab. Strecke deine Arme diagonal nach oben aus, oder beuge sie an. Schaue zur gegenüberliegenden Seite.

Für etwas mehr Dehnung lege die linke Hand auf dem rechten Knie ab. Du kannst die Knie höher oder tiefer nehmen, je nachdem, was sich für dich gut anfühlt. Lasse den Atem sanft fließen.

Halte die Position so lange, wie es für dich angenehm ist, und führe sie dann auch auf der anderen Seite aus.

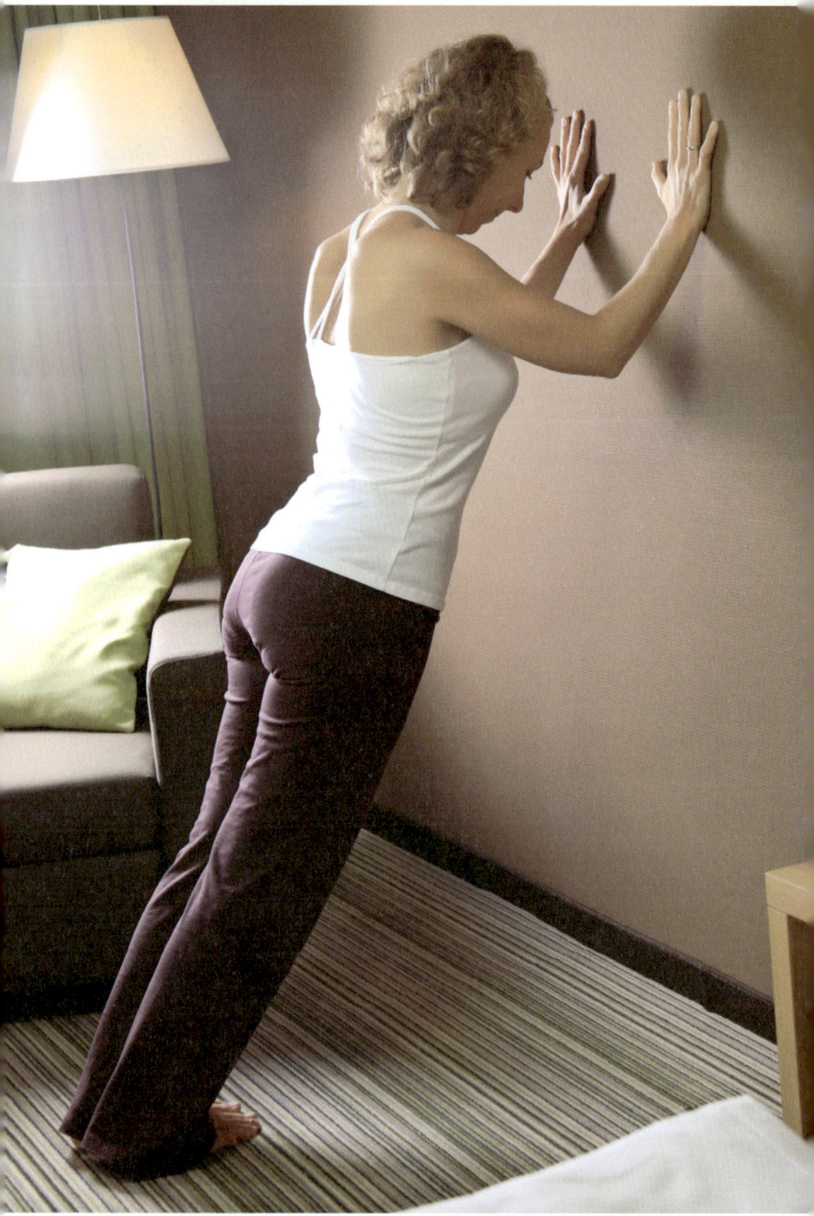

An der Wand

***Chaturanga Dandasana** – Liegestütz-Variante*

Dies ist eine kleine Kräftigungsübung, die aber nicht so anstrengend ist wie der klassische Liegestütz.

Stelle dich dafür mit ein wenig Abstand vor eine Wand, sodass du sie gerade anschaust. Nimm die Arme gestreckt in einen rechten Winkel zu deinem Körper vor dich, und bringe Spannung in deinen ganzen Körper.

Lehne dich dann wie in Zeitlupe nach vorne, bis deine Hände die Wand berühren.

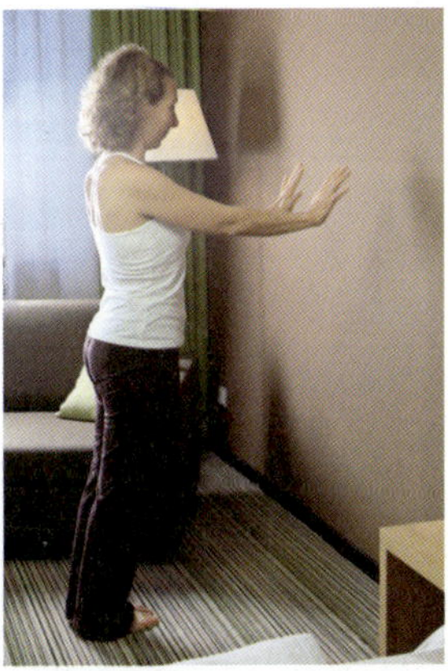

Drücke dich dann kräftig von der Wand weg, bis sich die Hände wieder lösen. Halte dabei die Spannung im Körper.

Mache so viele Wiederholungen, wie du möchtest.

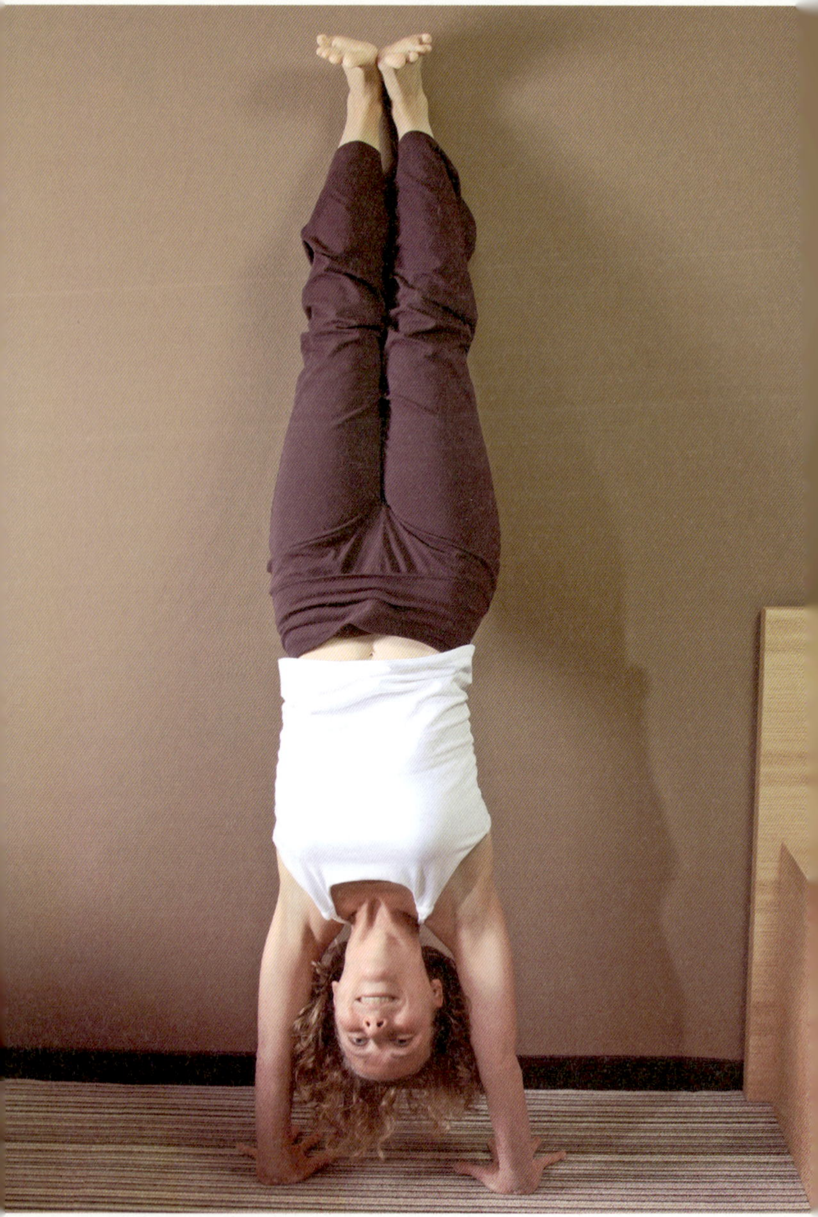

Adho Mukha Vrksasana *– Handstand*

Eine Wand kann dabei helfen, sich an diese sehr energetisierende Position heranzutasten. Wenn deine Arme es aushalten, ein paar Liegestütze am Boden zu machen, dann kannst du dich auch an den Handstand wagen. Er kann richtig gute Laune und Leichtigkeit bringen!

Bringe eine umgekehrte V-Form in deinen Körper, ähnlich wie in der Position des herabschauenden Hundes, jedoch sind die Hände und Füße etwas näher beieinander. Dein Hinterkopf ist zur Wand gerichtet, die Hände haben etwa 10 cm Abstand von der Wand.

Beuge ein Bein, und bringe es etwas weiter nach vorne. Das andere bleibt gerade. Um ein Gefühl für diese Position zu bekommen, kannst du dich vorher erst einmal »einhopsen«, indem du das gestreckte Bein nur leicht nach oben schwingst. Dann kannst du etwas mehr Schwung nehmen und das gestreckte Bein hochbringen, das andere Bein ziehst du automatisch hinterher.

Bleibe stabil in den Armen, und strecke dich kraftvoll nach oben heraus. Die Hände sind unter den Schultern ausgerichtet. Wenn du spürst, dass deine Kraft nachlässt, bringst du die Beine zum Boden zurück, ohne in den Armen nachzugeben. Lasse den Kopf noch einen Moment unten, bevor du dich wieder aufrichtest.

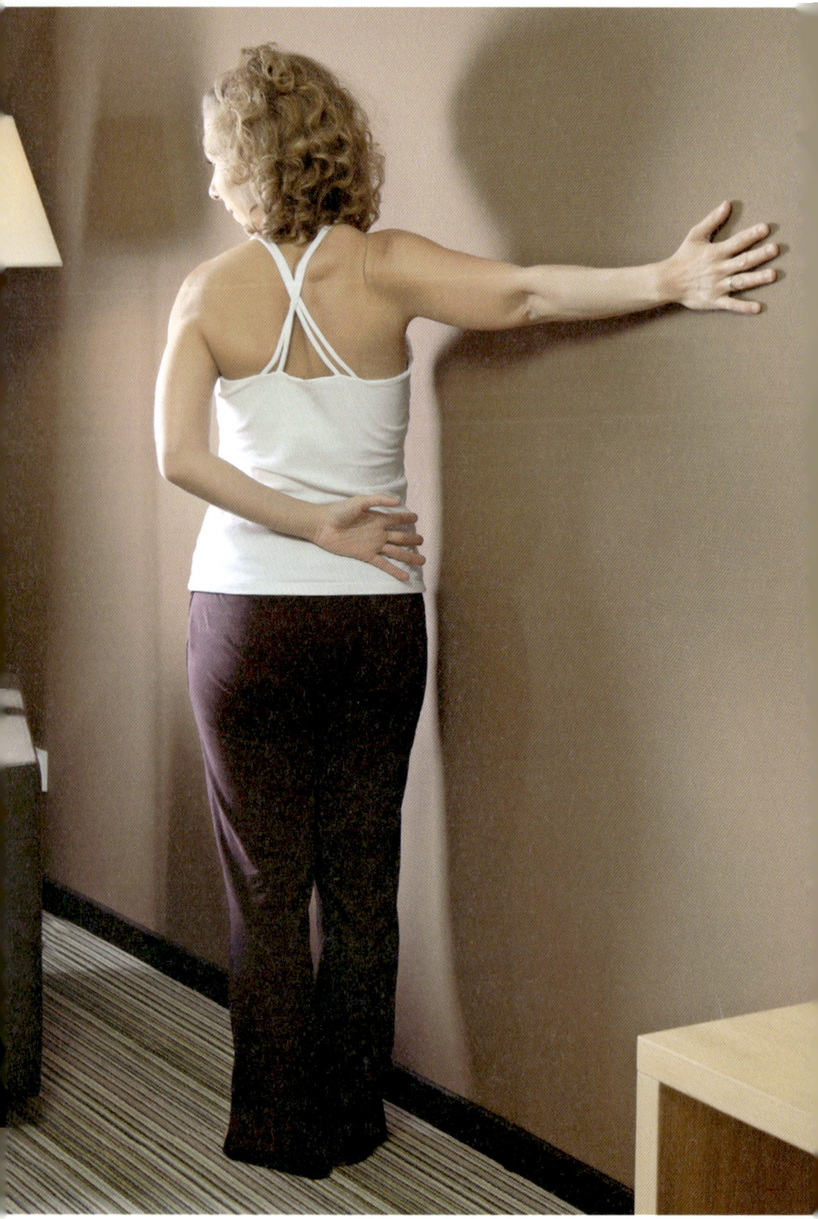

Seitliche Schulterdehnung

Diese Übung bringt eine schöne Dehnung in den Schulterbereich und ist ganz leicht auszuführen.

Stelle dich dazu seitlich nah zur Wand. Lege den Arm, der sich der Wand am nächsten befindet, nach hinten gestreckt an die Wand, sodass er einen rechten Winkel zu deinem Körper bildet.

Drehe dich nun im Oberkörper langsam in die Gegenrichtung, und lasse deinen Atem in die Dehnung hineinfließen.

Wenn möglich, halte die Position für 5–8 Atemzüge, bevor du die Seite wechselst.

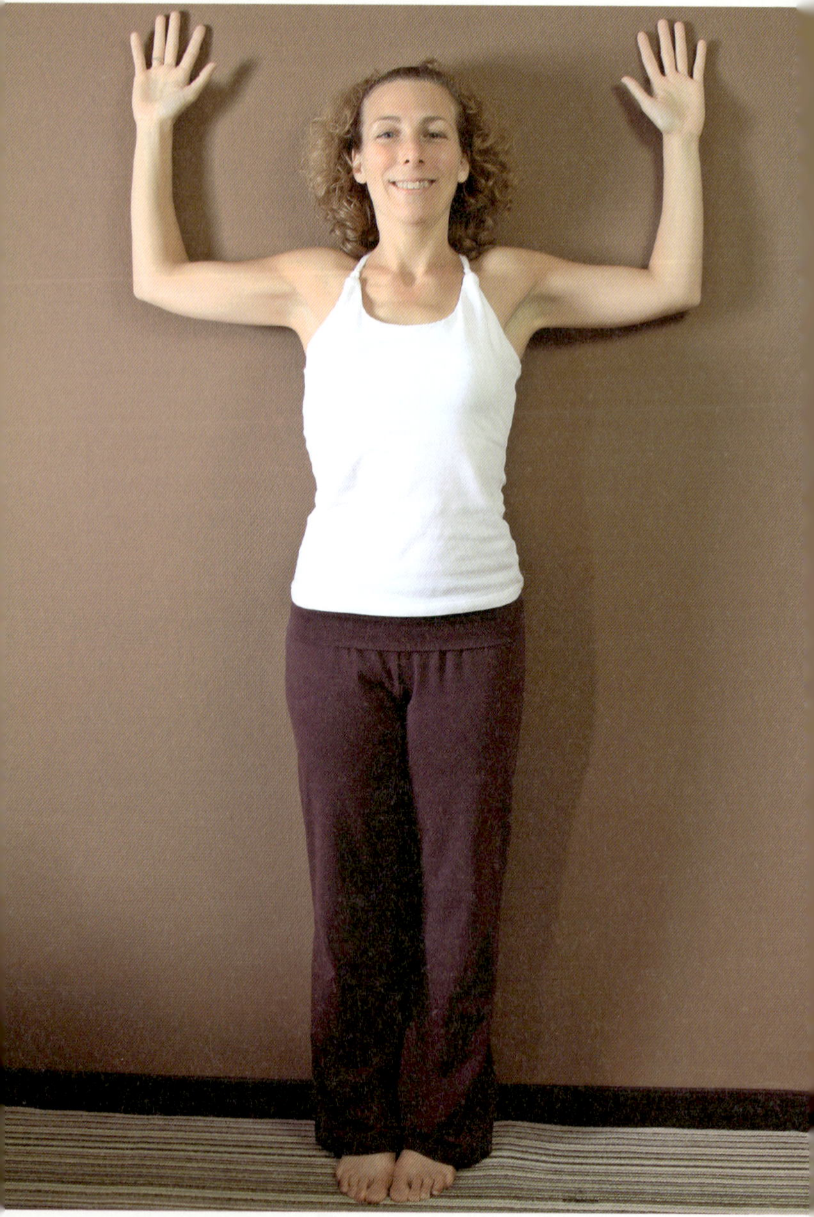

Kaktus

Diese kleine Übung öffnet sanft den Brust- und Schulterbereich und dehnt angenehm den Nacken.

Stelle dich mit dem Rücken an die Wand, und beuge deine Arme seitlich nach oben an, sodass sie einen rechten Winkel bilden. Die Fingerspitzen zeigen zur Decke. Strecke deinen Scheitel nach oben, sodass der Nacken ganz lang wird.

Hebe nun dein Brustbein an, weiche aber nicht in ein Hohlkreuz aus. Kippe dein Becken nach vorne, sodass dein Steißbein in Richtung Boden zeigt.

Halte die Position für 5–8 Atemzüge, und lasse danach die Schultergelenke kreisen.

Mit Handtuchhalter, Türrahmen etc.

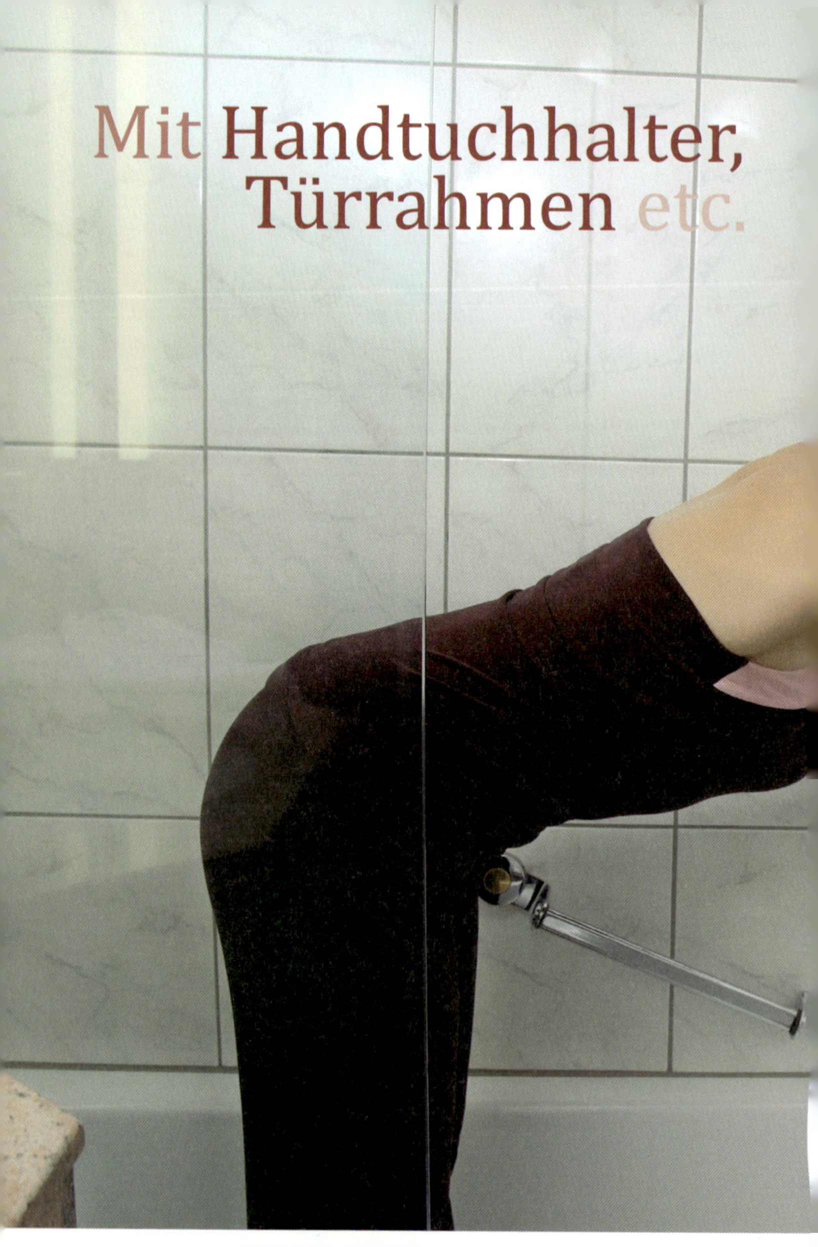

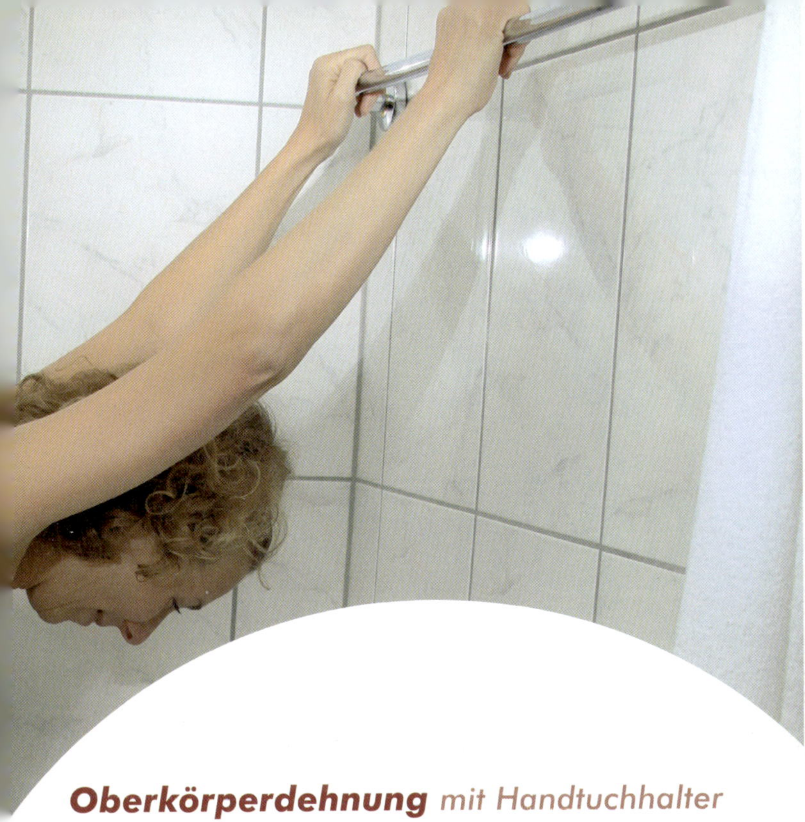

Oberkörperdehnung *mit Handtuchhalter*

Diese Übung erinnert ein wenig an die halbe stehende Vorbeuge mit dem Stuhl. In der Regel sind die Handtuchhalter aber so weit oben angebracht, dass man die Arme dafür höher positionieren kann als auf der Stuhllehne. Das bringt eine Öffnung in den Brust- und Schulterbereich und in die Flanken.

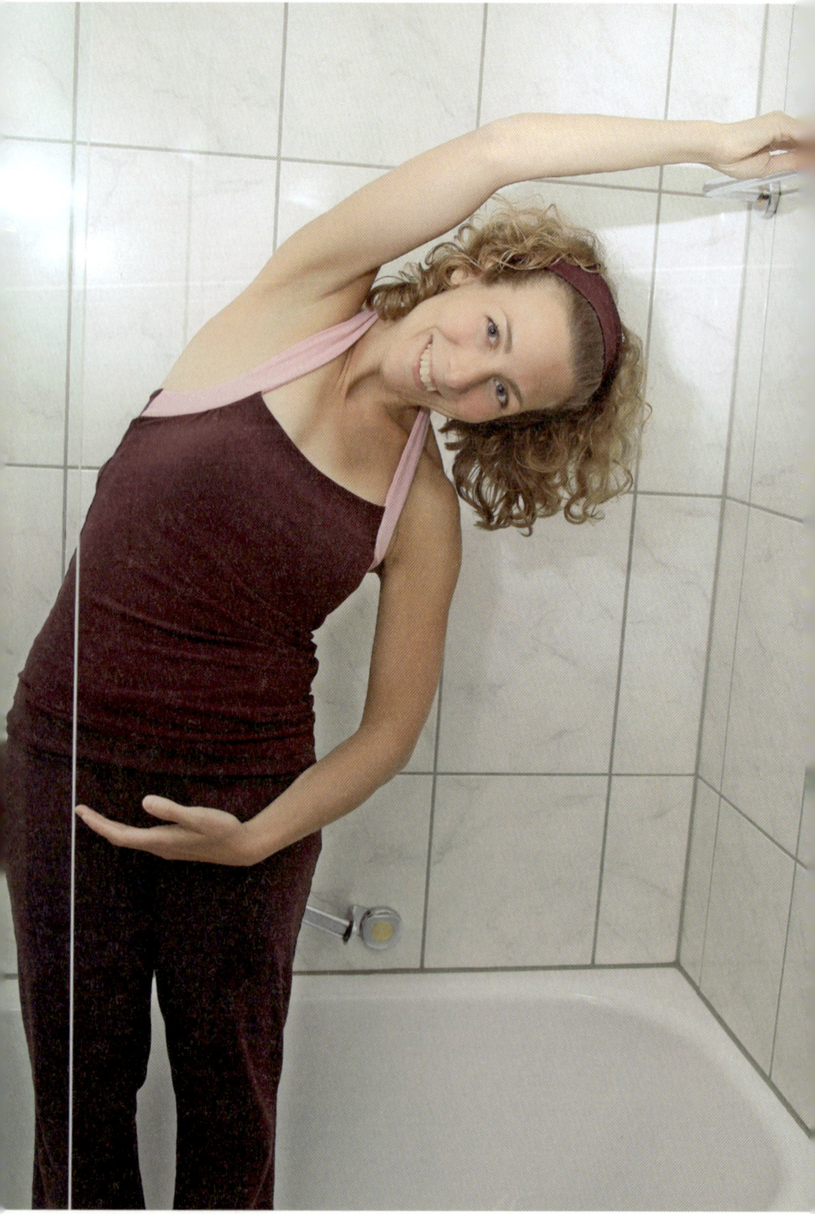

Stelle dich gerade vor den Handtuchhalter, und umfasse ihn mit den Händen. Der Abstand zwischen den Händen sollte schulterbreit sein. Wandere nun mit den Füßen nach hinten, bis du eine gute Dehnung im Oberkörper spürst. Lasse den Kopf entspannt sinken.

Um die Dehnung seitlich im Oberkörper zu intensivieren, stelle dich seitlich zum Handtuchhalter, und nimm einen Arm nach oben neben den Kopf, sodass du mit der Hand den Handtuchhalter greifen kannst.

Bewege deine Füße oder dein Becken dann so weit zur Seite, bis du die Dehnungsintensität erreicht hast, die für dich ausreichend ist. Den anderen Arm kannst du vor deinem Becken in die Gegenrichtung ziehen.

Bleibe für 5–8 Atemzüge in der Haltung, und lasse den Atem ganz bewusst in die weit geöffneten Bereiche hineinfließen.

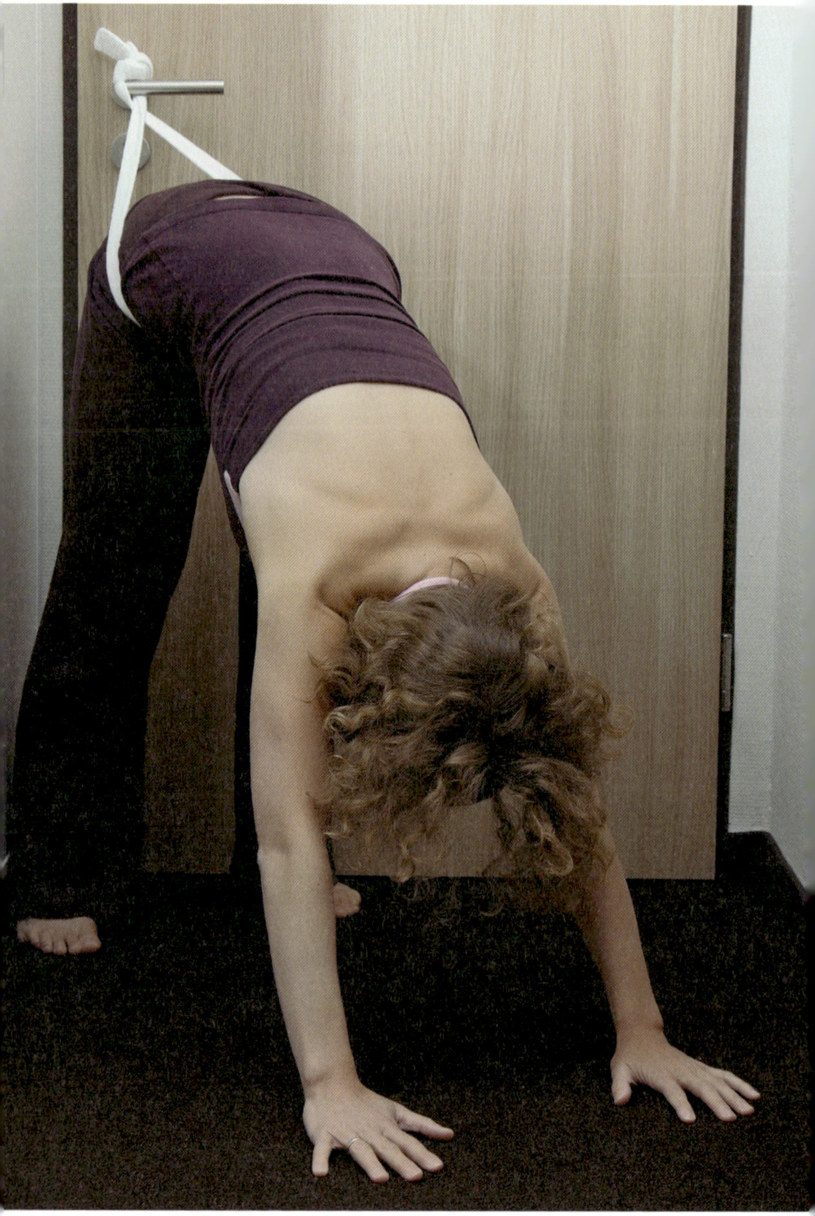

Adho Mukha Svanasana – *herabschauender Hund mit Türklinke und Bademantelgürtel*

Diese Position streckt die Wirbelsäule sehr schön. Für diese Übung brauchst du den Gürtel eines Bademantels und eine Tür mit einer Klinke.

Verknote die beiden Enden des Gürtels so, dass der Knoten sich nicht von alleine lösen kann. Lege den Gürtel um den unteren Teil deines Beckens beziehungsweise um die Ansatzstellen der Oberschenkel. Lege den Gürtel dann ebenso um eine Türklinke und zwar in einem Winkel, aus dem er nicht abrutschen kann, am besten auch einmal gekreuzt.

Drehe dich dann mit dem Rücken zur Türklinke, und beuge dich mit dem Oberkörper nach vorne, bis deine Hände den Boden erreichen. Deine Beine stehen diagonal, sodass dein Körper die Form eines umgekehrten Vs annimmt, also so, als ob ein Hund sich genüsslich strecken würde. Dadurch, dass der Gurt dich hält, kannst du vielleicht sogar die Hände ein Stück weit vom Boden lösen und dich so ganz intensiv in die Länge dehnen.

Bleibe für 5–8 Atemzüge in der Position, und richte dich dann langsam wieder auf zum Stehen.

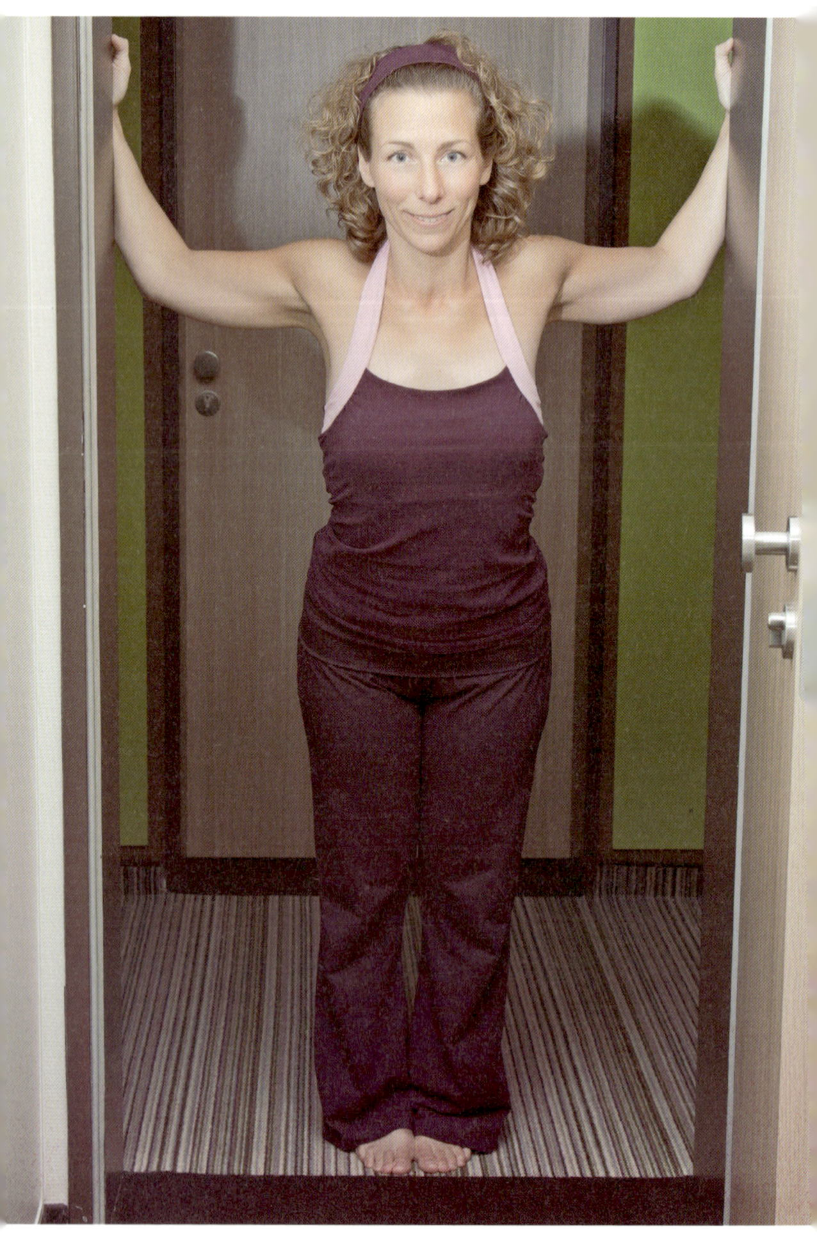

Schulter- und Brustkorböffnung

am Türrahmen

Diese Übung fühlt sich im gesamten Oberkörper sehr befreiend an. Sie kann überall dort ausgeführt werden, wo es eine Tür gibt. Da Türrahmen in der Regel auch recht stabil sind, kannst du dich so richtig in die Übung einsinken lassen.

Stelle dich so vor den Türrahmen, dass du dich mit rechtwinklig nach oben angewinkelten Armen an den Seiten des Rahmens festhalten kannst.

Neige dich dann mit deinem Körper nach vorne, sodass du eine leichte Schräglage einnimmst. Du kannst die Hände auch von oben an den Türrahmen nehmen, wenn sich das für dich besser anfühlt.

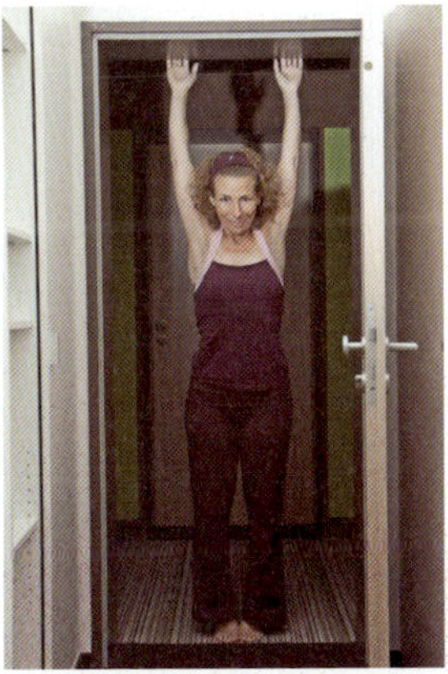

Bleibe für 5–8 Atemzüge in der Position, und lasse nach dieser intensiven Dehnung die Schultergelenke kreisen.

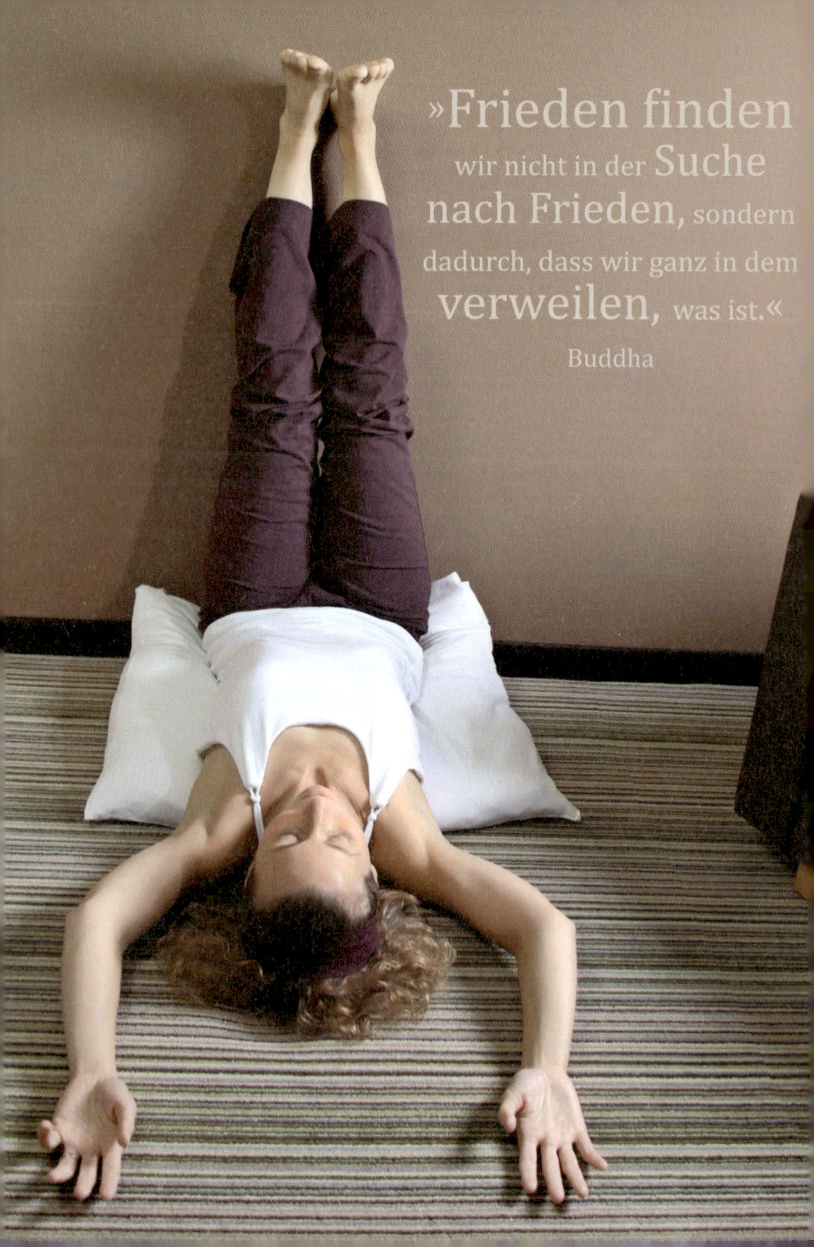
»Frieden finden wir nicht in der Suche nach Frieden, sondern dadurch, dass wir ganz in dem verweilen, was ist.«
Buddha

Atemübung

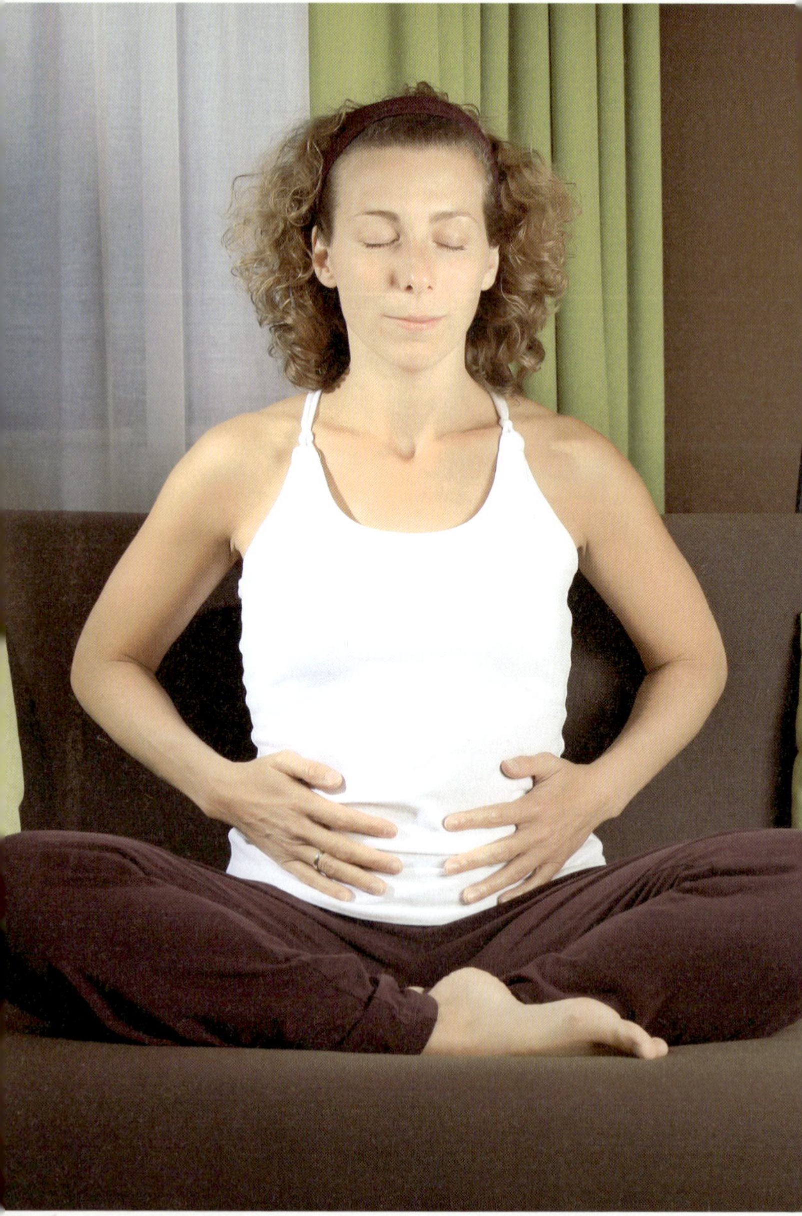

Es ist ratsam, dem Atem jeden Tag mindestens ein paar Minuten Aufmerksamkeit zu schenken.

Diese unglaubliche Kraftquelle haben wir immer bei uns, egal ob wir zu Hause oder unterwegs sind. Diese Energiequelle kostet uns nichts, und doch ist sie so unbeschreiblich kostbar.

Vollatmung

Diese Übung kannst du immer und überall ausführen, egal ob im Stehen, im Sitzen oder im Liegen. Sie hat eine sehr ausgleichende Wirkung auf den Körper und den Geist.

Strecke die Wirbelsäule, und lege die Hände an deinen Unterbauch, links und rechts neben den Bauchnabel.

Lasse deinen Atem in die Hände hineinfließen, sodass sie sich mit der Bauchdecke heben, wenn du einatmest, und wieder zurücksinken, wenn du ausatmest.

Nach einigen Atemzügen nimmst du die Hände etwas höher und legst sie an die unteren Rippenbögen. Spüre auch hier deinen Atemfluss unter den Händen.

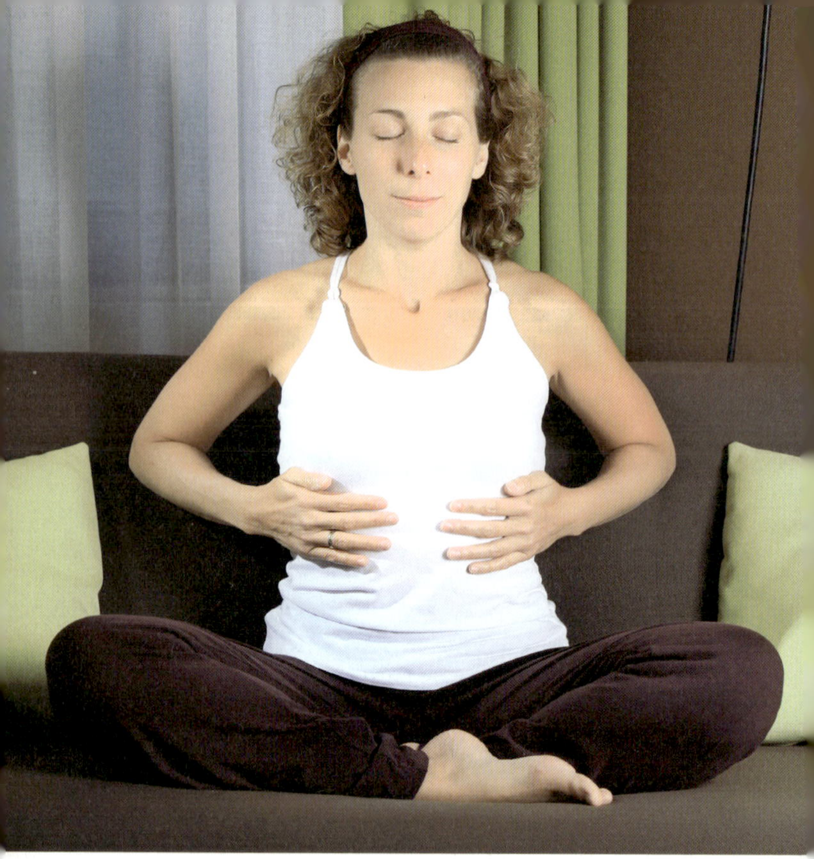

Nimm sie nach ein paar weiteren Atemzügen an die oberen Lungenspitzen unter deinen Schlüsselbeinen. Nimm hier ebenso deinen Atem unter den Handflächen wahr.

Lege die Hände anschließend ganz bequem ab, und verbinde die Atmung nun über diese drei Ebenen mit-

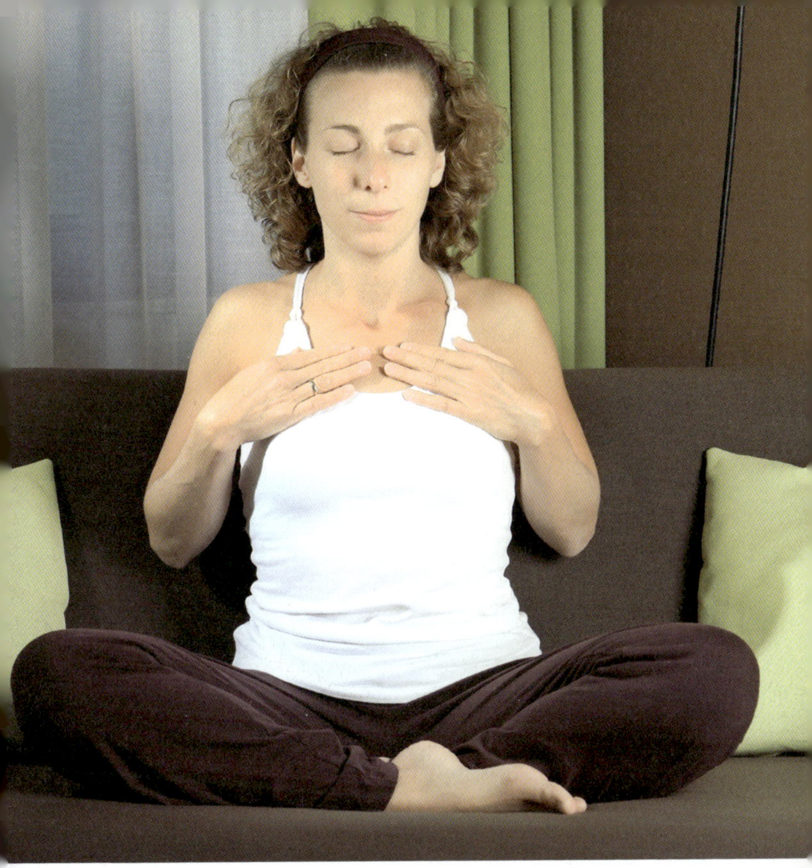

einander. Spüre die wohltuende und ausgleichende Wirkung deines Atems, und genieße deinen ganz eigenen Atemfluss.

Erinnere dich auch im Alltag immer wieder an diese kleine, aber hocheffektive Übung.

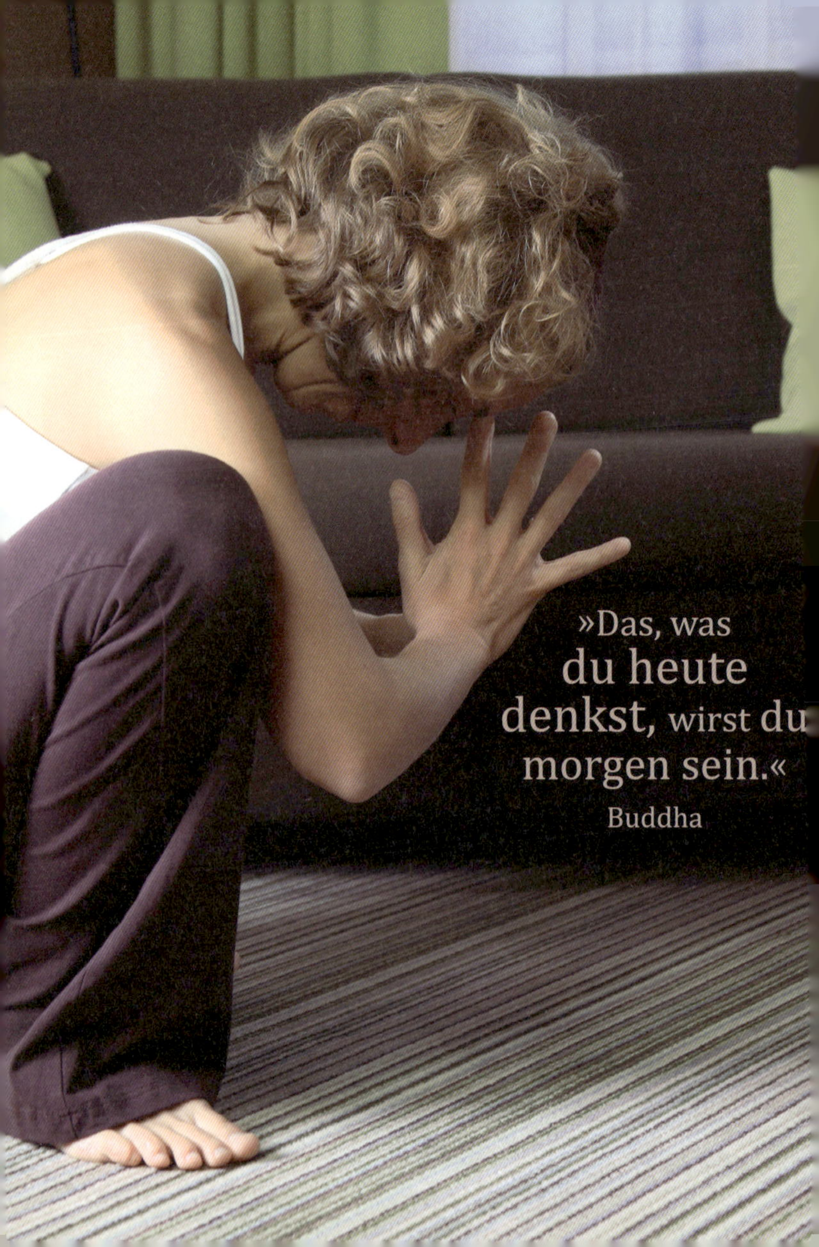
»Das, was
du heute
denkst, wirst du
morgen sein.«
Buddha

Meditation

Wenn wir in einem Hotelzimmer sind, bedeutet das nicht immer, dass wir von morgens bis abends die Seele baumeln lassen können. Vielleicht sind wir nicht im Urlaub, sondern auf einer Geschäftsreise, haben einen Fortbildungstag oder einen aufregenden Städtetrip mit vielen Eindrücken und Erlebnissen hinter uns. Um all das auf der geistigen Ebene verdauen zu können, halte ich es für sehr wichtig, sich jeden Tag für ein paar Minuten zurückzuziehen und zu meditieren.

Ich genieße ganz besonders die Meditation der Stille. Dafür ziehst du dich an einen ruhigen Ort zurück, schaltest dein Handy aus und lässt auch keine Musik im Hintergrund laufen. Wir möchten in der Meditation ja einfach mal zur Ruhe kommen und nicht fortfahren mit der Dauerberieselung, die wir im Alltag häufig erleben.

Es ist empfehlenswert, dass du im Sitzen meditierst, damit du nicht einschläfst. Dazu kannst du dich gerne auf ein Kissen setzen, um die Wirbelsäule angenehm aufrecht zu halten. Wenn dich das zu sehr anstrengt, kannst du dich auch im Sitzen gegen eine Wand lehnen oder auf einem Stuhl Platz nehmen.

Sobald du dich dann zurückziehen möchtest, geht es wahrscheinlich erst einmal richtig los in deinem Kopf, ein Gedanke jagt den nächsten. Das ist in Ordnung und kein Grund aufzugeben. In der Meditation geht es darum, sich nicht an den Gedanken festzubeißen, sondern sie vorbeiziehen zu lassen. Wenn dann der nächste Gedanke auftaucht, lässt du auch ihn wieder gehen.

Die Beobachtung des Atems kann wunderbar dabei helfen, in die Meditation zu gelangen. Dazu kannst du zum Beispiel deine Atemzüge zählen: »Ich atme ein, eins, zwei, drei vier, ich atme aus, eins, zwei, drei vier, ich atme ein, eins, zwei, drei, vier, ich atme aus …« (wähle so viele Takte, wie du für deine natürlichen Atemzüge brauchst). Wenn du etwas länger aus- als einatmest, dann hat das eine zusätzliche beruhigende Wirkung auf deinen Geist.

Du kannst gedanklich auch ein kleines Mantra benutzen, zum Beispiel bei der Einatmung: »Ich nehme (Energie) auf«, und bei der Ausatmung: »Ich gebe (Belastendes) ab«.

Es gibt hier kein Richtig und kein Falsch. Finde für dich selbst heraus, auf welche Art und Weise du deine Gedanken zur Ruhe bringen kannst, und übe dich dann am besten täglich darin. Dann wird mit großer Wahrscheinlichkeit irgendwann der Zeitpunkt kommen, an dem du deine persönliche Meditationspraxis nicht mehr missen möchtest.

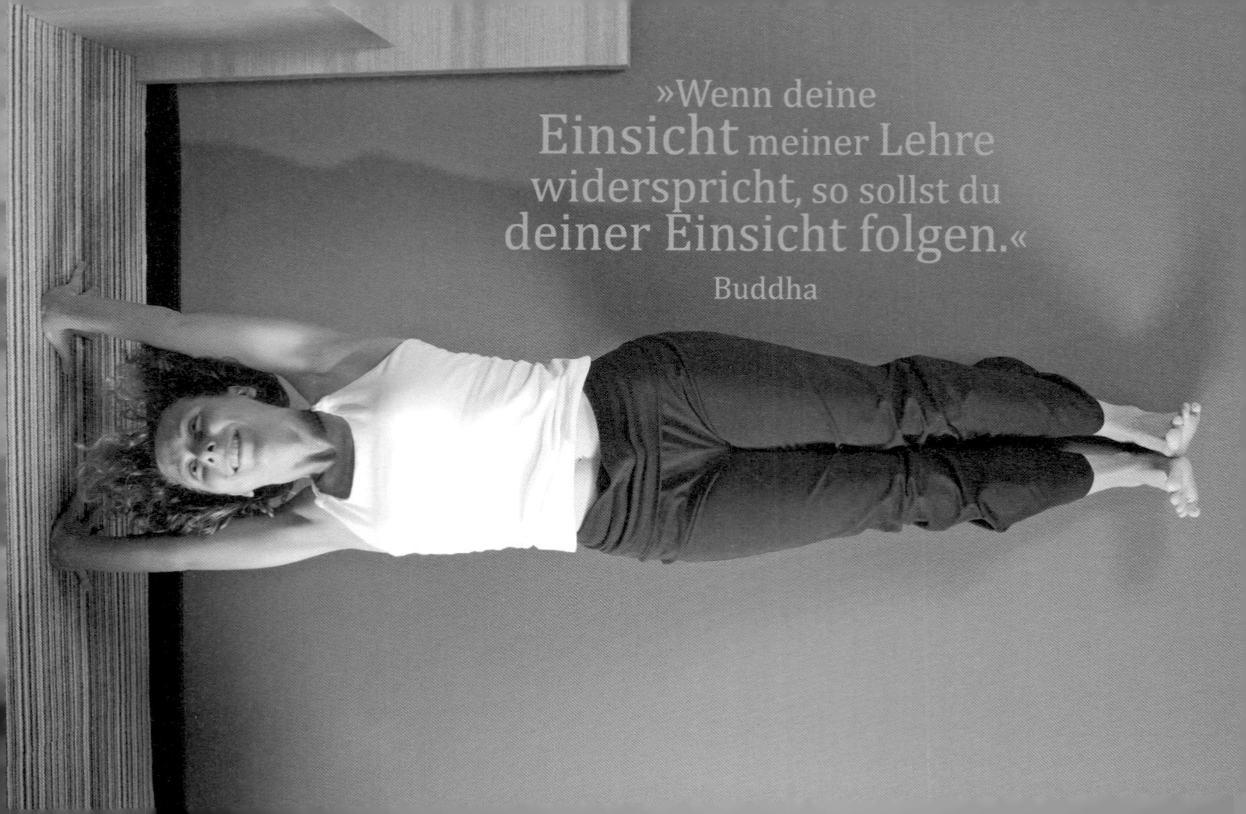

»Wenn deine
Einsicht meiner Lehre
widerspricht, so sollst du
deiner Einsicht folgen.«

Buddha

Allgemeine *Tipps*

Ernährung und Verdauung

Viele Menschen leiden unter Verdauungsproblemen, wenn sie auf Reisen sind. Es gibt ein paar Tipps, mit denen sich das vermeiden lässt oder mit denen leicht Abhilfe geschaffen werden kann.

Akupressur

Durch das tägliche Behandeln eines Punktes entlang des Dickdarm-Meridians können Verdauungsprobleme vielleicht von vornherein vermieden werden.

Ein wichtiger Punkt, der durch kreisenden Fingerdruck ein bis zwei Minuten lang stimuliert werden sollte, befindet sich an den unteren Enden der Nasenflügel.

Warmes Wasser am Morgen

Der Körper leistet in der Nacht Schwerstarbeit, um die Organe zu reinigen und zu entgiften. Damit die Abfallstoffe am nächsten Morgen auch ausgespült werden können, sollten wir uns selbst den Gefallen tun, gleich nach dem Aufstehen, dem Zähneputzen und dem Zungereinigen warmes Wasser zu trinken.

Wenn man in einem Land unterwegs ist, in dem man das Wasser nicht unbedingt aus der Leitung trinken sollte, kann man sich inzwischen schon prima helfen, indem man sich kleine Filter aus der Heimat mitnimmt, die an den Wasserhahn angeschlossen werden können.

Das Trinken eines Viertelliters Wasser pro Viertelstunde ist empfehlenswert, sodass der Körper nach einer Stunde mit einem Liter Wasser versorgt ist. Das mag einem vielleicht erst einmal sehr viel erscheinen, aber der Körper wird es einem danken.

Häufig erledigt sich damit ein Verstopfungsproblem schon von selbst. Falls nicht, kann man den Bauch unterstützend massieren und die Bauchdecke mit Handbewegungen je nach eigenem Empfinden sanft oder kräftig auf und ab und von Seite zu Seite bewegen, sodass es im Darm richtig zu gluckern beginnt.

Alternativ kann man sich auch für ein paar Minuten in die Hocke begeben oder sich im Oberkörper hin- und herdrehen (siehe Übungen).

Obst am Morgen

In vielen Kulturen und Traditionen wird empfohlen, den Tag mit dem Verzehr von Obst zu beginnen. Damit ist aber nicht, wie in Deutschland häufig angenommen, die Verbindung von Obst mit Milchprodukten gemeint, wie zum Beispiel Joghurt oder Quark im Fruchtmüsli, sondern das reine Obst, eventuell auch zusammen mit Getreideflocken.

Die enthaltenen Ballaststoffe im Obst wirken nach der nächtlichen Fastenzeit wie ein Besen im Darm.

Achte aber auch tagsüber darauf, dass du dich ausgewogen ernährst und die letzte Mahlzeit nicht nach 19 Uhr einnimmst.

Erholsames Schlafen

Da ich eine doppelte Skoliose habe, verzeiht mein Rücken zu weiche Hotelbetten nur schwer. Inzwischen habe ich aber herausgefunden, dass in vielen Hotels gerne Abhilfe geschaffen wird, wenn man nur freundlich darum bittet. Ich habe nun schon einige Male nachgefragt, ob es möglich wäre, ein Brett unter die Matratze zu legen. Das kann wahre Wunder bewirken!

Danksagung

Ganz besonderer Dank gilt meiner lieben Familie, die viel Verständnis hat für meine Leidenschaft, zu schreiben, und mir somit immer wieder den Raum lässt, dieser auch nachzukommen.

Ich danke Olaf Gstettner vom Hotel »Zugbrücke«, der es mir ermöglicht hat, die Aufnahmen für dieses Buch in seinem schönen Haus zu machen. (www.zugbruecke.de)

Großer Dank geht auch an Alicja Sionkowski, die auf ihre einfühlsame Art die Fotoaufnahmen realisiert hat. (www.alicja-im-photoland.de)

Ein herzliches Dankeschön möchte ich natürlich dem ganzen Schirner-Team aussprechen, besonders Heidi und Markus Schirner für ihr Vertrauen in meine Arbeit, meiner Lektorin Tamara Kuhn für ihre fleißige Unterstützung sowie Aileen Roloff für die schöne grafische Gestaltung dieses Buches. (www.schirner.com)

Ebenso danke ich der Firma Yoga108 dafür, dass sie mich bei meiner Ausstattung mit Yogakleidung für diese Fotos unterstützt hat. (www.yoga108.de)

Über die Autorin

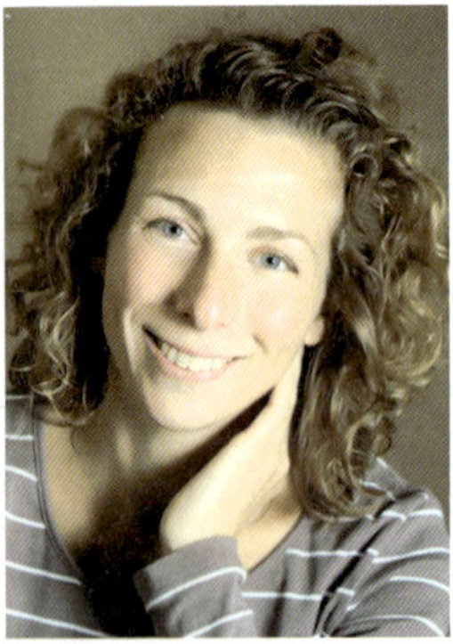

Stefanie Arend führt ihre eigene Yogaschule und verfügt über Unterrichtserfahrung im In- und Ausland. Ihre Ausbildung hat sie im Institut für Yoga & Gesundheit in Köln als anerkannte Yogalehrerin, BYY e.V. abgeschlossen. Die spezielle Yin-Yoga-Ausbildung hat sie bei Paul Grilley absolviert und bei Lord Vishnus Couch in Köln die Ausbildung 300 h plus Advanced. Zudem ist sie Ausbilderin für Yin Yoga. In eigener Praxis arbeitet sie auch als Ernährungsberaterin.

Weitere Informationen unter: www.yin-yoga.de

Ebenfalls von Stefanie Arend im Schirner Verlag erschienen:

Yin Yoga: Der sanfte Weg zur inneren Mitte
Buch, 176 Seiten, farbig bebildert, ISBN 978-3-8434-1038-0
Bestes Yogabuch 2011 (Yoga Guide)

Yin Yoga: Der sanfte Weg zur inneren Mitte
DVD, ca. 96 Min., 2 Tonspuren, ISBN 978-3-8434-8201-1

Yin Yoga & Yang Yoga: Sanft und kraftvoll zur inneren Mitte
DVD, ca. 136 Min., 2 Tonspuren, ISBN 978-3-8434-8227-1